Gestão da hospitalidade e humanização hospitalar

Um guia para profissionais da saúde

Adalto Felix de Godoi

DEDICATÓRIA

Aos amigos e incansáveis estudiosos do Turismo de Saúde e Bem-Estar, Prof. João Viegas Fernandes e Dra. Filomena Maurício Fernandes. Cujo saber e energia transcende fronteiras e contagia seus pares e profissionais das demais áreas do conhecimento.

Ao paciente, A razão da existência de todo o sistema de saúde.

CONTEÚDO

AVISO LEGAL

Todos os direitos reservados e protegidos pela Lei nº 9.610, de 19/02/1998. Nenhuma parte deste livro poderá ser reproduzida, armazenada em sistema de recuperação ou transmitida de qualquer meio ou forma – eletrônica, mecânica, fotocópia, gravação ou qualquer outra – sem a permissão prévia e por escrito do autor.

Este livro é o resultado de muito trabalho e zelo por parte do autor e da editora. Porém, caso ocorra algum erro de digitação, impressão ou gráfico pedimos gentilmente que desconsidere e nos comunique. Caso haja algum questionamento conceitual, isso pode ser feito entrando em contato com o autor ou a editora.

PREFÁCIO

O turismo de saúde e bem-estar está em desenvolvimento exponencial em todo o mundo. Este produto compósito inclui o turismo médico, o turismo estético, os SPAs, a talassoterapia, o termalismo, o climatismo, as residências assistidas, bem como o turismo acessível/inclusivo para todos. Usualmente os conceitos de turismo de saúde e de turismo médico confundem-se. No entanto, o turismo de saúde abrange o turismo médico, o turismo estético, a talassoterapia, o termalismo e o climatismo.

O turismo médico/estético inclui tratamentos e procedimentos em hospitais, clínicas, SPAs médicos e residências assistidas. O turismo de bem-estar (*wellness*) tem a ver com terapias prazerosas, relaxantes, designadamente massoterapias, hidroterapias, fitoterapias, aromaterapias e outras terapias anti-stress. O turismo de saúde e bem-estar requer a formação de profissionais em áreas diversificadas do turismo e da saúde/medicina.

No Brasil estão referenciadas cerca de trinta termas, seis talassos e duas centenas de SPAs. O turismo médico no Brasil tem vindo a assumir progressivamente uma grande relevância a nível mundial, designadamente nas especialidades de medicina estética e odontológica. Também outras áreas de excelência, designadamente a ortopedia, a inseminação artificial, a oncologia e os transplantes, tem-se vindo a destacar.

O Brasil dispõe do maior programa público de transplantes do mundo. Existem dezenas de hospitais vocacionados para o turismo médico/estético, em várias cidades, designadamente em São Paulo e no Rio de Janeiro. Alguns são já referência a nível mundial. De entre eles, destacamos em São Paulo os hospitais com certificação internacional: Israelita Albert Einstein; do Coração (Hcor); Sírio-Libanês; Alemão Oswaldo Cruz; Samaritano. O Brasil é um dos países líderes mundiais em cirurgia plástica e em turismo estético.

A segurança nos hospitais e clínicas está relacionada com a qualidade arquitetónica, a existência de jardins e zonas verdes, pavimentos e revestimentos das paredes, bem como nos tetos dos espaços. A excelência na comunicação e as relações humanas contribuem para o conforto e para o luxo dos hospitais de referência para o turismo médico.

As instituições de turismo médico/estético devem assegurar dez requisitos fundamentais: profissionais de saúde acreditados e credenciados internacionalmente; utilização de tecnologia de ponta; articulação em rede e cooperação estreita entre as instituições de saúde, de hotelaria e de relaxamento e bem-estar; instalações e equipamentos acreditados e certificados internacionalmente; índices de conforto e luxo equivalentes a hotéis de cinco/seis estrelas; humanização da prestação dos cuidados de saúde, sendo o paciente tratado como cliente/hóspede - *healing hospitality*; formação dos profissionais de saúde em línguas que permitam uma boa comunicação com os clientes; fáceis acessos, designadamente proximidade de um aeroporto internacional; bom enquadramento paisagístico; boa qualidade ambiental (ausência de poluição do ar, sonora, eletromagnética e visual) – *healing environments*.

Na concepção das suas instalações todos os pormenores são tidos em conta: halls de entrada luxuosos; suítes e quartos com janelas amplas através das quais os utentes podem desfrutar vistas panorâmicas aprazíveis e relaxantes; instalações contíguas para acompanhante com casa de banho privativa; paredes de cores suaves e alegres, devendo evitar-se o branco (conotado com os hospitais tradicionais); tetos falsos decorativos, com iluminação indireta, para tornar a estadia mais agradável, porque os pacientes passam muito tempo deitados, a olhar para os mesmos; música ambiente; jardins. Muitas dessas instalações possuem galerias de arte, salas de concerto e de conferências, brinquedoteca, lojas e restaurantes gourmet, abertos aos clientes e suas famílias. Os serviços de recepção e atendimento são humanizados, assumindo características semelhantes aos hotéis de luxo.

A concepção arquitetónica deve aliar a beleza, a funcionalidade e a capacidade de combater a propagação de infeções nosocomiais através da utilização de materiais antibacterianos e antifungicidas e de um sistema de ventilação e de iluminação adequados. As infeções nosocomiais (do grego, nosos-doença e komein-curar) são doenças transmissíveis adquiridas pelos utentes, ou pelos próprios prestadores de serviços aquando da realização de cuidados de saúde. A ventilação e a iluminação natural das instalações melhoram a salubridade dos edifícios. O recurso sistemático, e por vezes exclusivo, a sistemas mecânicos de ventilação, constitui um risco acrescido de propagar doenças. Devem ser utilizados revestimentos anti bacterianos que na presença da luz adquirem propriedades bactericidas. Os tetos são potencialmente superfícies onde se desenvolvem colónias de bactérias, sobretudo as que se deslocam através do ar. Devem-se usar tetos modulares anti bacterianos, que associam às propriedades bactericidas dos materiais uma boa acessibilidade higiénica, um bom desempenho acústico e um aspeto aprazível.

Estas infeções (*health care associated infections*) não se confinam ao meio hospitalar, verificando-se em todos os estabelecimentos de saúde incluindo nos SPAs, Centros Talasso e Termas. De entre elas, destacam-se pela sua perigosidade, doenças bacterianas como a legionelose, bem como viroses e micoses. A forma mais eficaz de contrariar as infeções nosocomiais é através da prevenção, pelo que a concepção arquitetónica, os materiais utilizados, o arejamento e a iluminação natural são fatores importantes a considerar.

Nas instituições de turismo médico devem ser utilizadas plantas com propriedades purificadoras do ar, que constituem uma barreira à propagação de infeções e têm um efeito relaxante, quer para os utentes quer para os profissionais que nelas trabalham. A humanização dos espaços é fundamental ao bem-estar dos utentes/doentes e constitui uma dimensão terapêutica importante no processo de promoção da saúde. A ergonomia visual é fundamental para a saúde dos utentes, a nível fisiológico, emocional e afetivo. Os pavimentos devem ser constituídos por materiais de fácil limpeza, e anti-estáticos devido às suas propriedades anti-stress.

O turismo médico pressupõe que à excelência e segurança (*safety*) da prestação de serviços médicos estejam associados, a qualidade e o conforto das instalações; a humanização e a hospitalidade no atendimento/acolhimento dos clientes (pacientes e acompanhantes). Devido à necessidade dos hospitais vocacionados para o turismo médico incorporarem requisitos próprios da hotelaria de excelência, no Brasil o turismo médico está associado ao conceito de hotelaria hospitalar.

É de assinalar que do ponto de vista etimológico as palavras hospital, hospedaria e hospitalidade têm uma matriz latina comum – *hospitalis/hospitalicum*. A simbiose entre os serviços de hotelaria e hospitalares tem-se vindo progressivamente a verificar nos dois sentidos: apropriação de serviços hoteleiros pelos hospitais e incorporação nos hotéis de serviços médicos – SPAs médicos.

São de referir como exemplos de excelência ao nível da concepção de instalações hospitalares, alguns hospitais da rede SARAH, designadamente no Rio de Janeiro. São ainda de salientar no âmbito da hotelaria hospitalar os hospitais Rede D'Ór, no Rio de Janeiro; Sírio Libanês, Hospital do Coração, Santa Joana, Santa Paula, Santa Catarina, São Luís, Alemão Oswaldo Cruz em São Paulo; Moinhos do Vento em Porto Alegre; e a Clínica São Vicente no Rio de Janeiro. A excelência, a segurança nos hospitais e clínicas estão indissociavelmente ligados ao turismo médico.

Adalto Godoi sintetiza os aspectos mais relevantes da prática diária da gestão hospitalar no Brasil. Há cerca de trinta anos, como especialista de gestão de pessoas, consultor, professor, autor de livros e artigos na área da hotelaria hospitalar, tem investigado a importância da humanização do atendimento hospitalar no que concerne aos direitos e deveres dos pacientes, analisa com mestria a interdependência entre os erros e falhas em hospitais e a qualidade e segurança, bem como a relevância da comunicação e das relações humanas como fator imprescindível ao conforto.

João Viegas Fernandes e **Filomena Maurício Fernandes**, respectivamente Presidente e Vice-Presidente da Associação Mundial de Turismo de Saúde e Bem- Estar, autores de livros e artigos em Portugal, Brasil (Editora Senac) e USA (*Medical Tourism Magazine*)

INTRODUÇÃO

Alguns anos atrás discutir hospitalidade e humanização em hospitais com gestores hospitalares e médicos era uma tarefa desgastante e por vezes resultava em conflito. Havia uma resistência muito grande em transformar o ambiente hospitalar, introduzir serviços de hotelaria e humanizar o atendimento focando-o na segurança e qualidade da assistência. Felizmente, hoje em dia é possível encontrar diversos títulos nas livrarias, inclusive de médicos abordando a importância da hospitalidade, da humanização em hospitais e os efeitos positivos produzidos pelo ambiente e pelo atendimento humano. Uma grande e bem vinda mudança de mentalidade na gestão hospitalar.

Ultimamente essa temática tem recebido a merecida importância, sendo inserida no planejamento estratégico dos hospitais que desejam diferenciar seus serviços ou se reposicionar no mercado de saúde como ocorreu também com os processos de certificação em saúde. Sendo auspicioso, espera-se que essa mentalidade permeie também os hospitais públicos com iniciativas que demandam mais boa vontade do que necessariamente recursos financeiros.

Vivemos numa época onde as empresas dos mais diversos segmentos, lutam acirradamente não apenas para manter os seus melhores e mais rentáveis clientes, a sua parcela de mercado obtida muitas vezes em ferrenhos embates comerciais como também almejam atrair novos clientes e segmentos já explorados pelos seus concorrentes. Trata-se muitas vezes de uma questão de sobrevivência empresarial e não apenas de uma estratégia de crescimento, mesmo no segmento de saúde. Não podemos esquecer que o hospital privado também é uma empresa que precisa ser rentável para existir.

Para manter-se de forma bem sucedida no mercado é preciso que uma empresa seja competitiva, inove constantemente e possua produtos diferenciados que sejam atrativos aos seus clientes, reduzindo o poder da concorrência ou minimizando-o. Isso vale para praticamente todos os segmentos, mesmo que seja o de serviços de saúde, cuja satisfação é derivada do resultado de um serviço considerado intangível. Como as demais empresas, os hospitais também atuam em um segmento concorrido, onde os considerados mais eficientes têm sido justamente os hospitais que inovam constantemente oferecendo serviços diferenciados e que vão além do seu produto principal, que também é um serviço, a "cura" ou a "saúde".

Até alguns anos atrás os hospitais eram conhecidos como lugares frios, impessoais, cuja imagem estava relacionada à dor, a doença e à morte. Dizer que alguém estava em um hospital era uma notícia amedrontadora. Atualmente, em alguns segmentos da sociedade, a informação logo é associada a alguma melhoria estética ou física. Essa mentalidade iniciou-se com os serviços que começaram a ser prestados de forma inovadora nos hospitais considerados de primeira linha, e que ficou conhecida como serviços de hospitalidade ou de hotelaria hospitalar.

Apesar dos modelos bem sucedidos a maioria das instituições de saúde pouco tem feito para serem competitivas no mercado, aproveitando-se de um segmento que sempre tem percebido o aumento da clientela e agenda cheia. São conhecidos os problemas de qualidade dos serviços e o pouco calor humano prestado por uma parcela considerável dos hospitais privados, não governamentais e em larga escala os públicos; e que a falta de serviços de qualidade de um hospital pode levar o cliente a buscar os mesmos serviços em outro. Os clientes se tornaram mais conscientes dos seus direitos e aumentaram a exigência por serviços que consideram ser de melhor qualidade que os oferecidos tradicionalmente, principalmente em se tratando de sua saúde ou da sua própria vida.

Com o aumento da demanda percebida nos últimos anos devido a maior preocupação com a saúde, a adesão de novos usuários aos planos de saúde e o surgimento de uma parcela de clientes que exige uma atenção diferenciada, alguns hospitais parecem enfrentar certa dificuldade em desenvolver uma estratégia de negócios que os diferencie da concorrência. Essa diferenciação tem sido percebida como uma melhoria constante do atendimento prestado aos clientes de saúde em geral, agregando novos serviços e produtos ao conjunto já oferecido pelo hospital como os serviços de hospitalidade, criando uma atmosfera que favoreça a recuperação do doente com maior conforto e calor humano.

Este livro aborda a gestão da hospitalidade em hospitais ou instituições de saúde em geral estimulando-as a se tornarem competitivas diante dos seus concorrentes utilizando estratégias bem sucedidas em outros países como a inclusão de serviços de luxo e de hospitalidade. Aborda problemas comuns no ambiente hospitalar como o erro médico e falhas no atendimento, assim como a comunicação e a humanização como parte indispensável da relação do hospital com o paciente.

Além do sistema privado, hospitais filantrópicos ou não governamentais e mesmo hospitais públicos podem desenvolver estratégias bem sucedidas de manutenção da hospitalidade beneficiando-se do conteúdo deste livro. Da mesma forma que ocorre em vários setores da economia procura-se agregar valor ao produto ou serviço que o cliente adquire surpreendendo-o ou superando suas expectativas, o mesmo também pode ocorrer no segmento de saúde ao tornar agradável a experiência do tratamento e a busca da cura nos hospitais.

Este livro tem também o propósito de levantar alguns temas ainda pouco discutidos fora do ambiente hospitalar e que merece a atenção dos gestores e profissionais de saúde. É o atendimento a pessoas com opções sexuais diversas, os erros e falhas em hospitais, as necessidades especiais de clientes diferenciados, a segurança e qualidade da assistência, dentre outros motivos além de apresentar a hospitalidade nos hospitais voltada para o luxo e conforto. O que pode parecer ousado em algum momento pode ser tornar uma rotina e obrigação em outro para as instituições que desejam se destacar no mercado em que atua.

O leitor encontrará vários quadros com relatos, histórias e até mesmo problemas do cotidiano hospitalar. Além de uma fuga rápida durante a leitura sem abandonar o texto, procuram ser também informativos e explicar algumas expressões comuns ao ambiente hospitalar aos que ainda não atuam diretamente na área.

Capítulo 1

RECEBENDO, AVALIANDO E CUIDANDO DO PACIENTE

Cada paciente que adentra um hospital possui necessidades e expectativas diferentes que precisam ser entendidas individualmente. O primeiro contato pode ser tenso com a preocupação dada ao tempo em que o atendimento ocorrerá, se os profissionais serão competentes durante o atendimento, podendo inclusive essa ansiedade gerar certa insegurança e interferir no tratamento e no cuidado médico e assistencial. Entender o paciente holisticamente dispensando um cuidado adequado às suas necessidades contribuirá para que este aceite e continue o tratamento ao sair do hospital.

Para que isso ocorra plenamente é preciso entender mais do que apenas a doença que a pessoa apresenta, é preciso entender os sentimentos do paciente. Muitos que chegam são leigos, possuem dificuldades cognitivas, enfrentam barreiras étnicas e culturais, não se adaptam facilmente ao lugar ou não conseguem estabelecer uma comunicação efetiva. Ademais, o familiar ou responsável legal pelo paciente precisa receber a devida atenção e ser envolvido no tratamento como um elo entre a assistência prestada pelo hospital e o paciente diminuindo alguma barreira que possa surgir durante o tratamento e resultando em mais tranquilidade para o paciente.

Como ocorre em toda situação nova, pode levar algum tempo até que o paciente e seus familiares sintam-se familiarizados com a estrutura de um hospital, a terminologia médica e os labirintos administrativos em que muitos hospitais se transformaram. Por outro lado, há paciente que parece mais à vontade e adaptado, mas que na verdade pouco conhece da natureza dos serviços tornando-se posteriormente num entrave para a entrega do cuidado.

Para lidar com todas essas situações é de grande

importância que os hospitais possuam mecanismos que garantam que tais situações não passarão despercebidas. Algumas instituições adotam o *check-list* ou lista de verificação englobando as necessidades dos pacientes e interesses da organização, para constatar se todos os processos e protocolos foram seguidos adequadamente. A falha em um deles poderá resultar na ausência de informações valiosas, em problemas durante o cuidado ou após a alta hospitalar.

Um dos grandes problemas no mundo onde todos vivem apressados e sem tempo parece ser a comunicação efetiva entre as pessoas, principalmente em itens que podem ser deixados para mais tarde ou que não necessitam de tanta urgência. A sensação que algo pode ser realizado ou comunicado depois pode ter consequências desastrosas

Quando aliada a outros problemas como a dificuldade de entendimento das diferenças e as muitas barreiras culturais enfrentadas dentro do próprio país, o hospital pode se tornar um ambiente inóspito para pacientes e profissionais de saúde. Para que a assistência seja eficiente e atinja os objetivos propostos pela organização ou autoridades públicas alguns cuidados são essenciais nas diversas etapas que se iniciam na admissão do paciente e continuam numa transferência para outro serviço de saúde ou o retorno em segurança ao lar.

A admissão e o cuidado assistencial

A chegada do paciente pode ser antecedida por uma pré-internação realizada pelo próprio paciente na internet ou por telefone reduzindo o tempo de espera e a tensão provocada pelo receio de que alguma coisa ainda possa não sair como planejado. Em diversos hospitais de referência no mundo o processo de pré-internação é todo eletrônico com a simples identificação do paciente no momento da internação e a assinatura dos termos já impressos. Em outros hospitais e clínicas, um funcionário liga para confirmar a internação, dados do paciente e do responsável enviando os formulários por e-mail, para o cliente ler e trazer assinado se desejar.

No momento do contato ainda à distância já é possível identificar situações especiais e verificar a necessidade de disponibilizar uma estrutura de serviços adequada como ocorre para pacientes *VIP* (*Very Important People*) ou que dependem de alguma acomodação ou acompanhamento especializado como pessoas especiais, cadeirantes e da melhor idade. Pode ser disponibilizado com antecedência o prontuário, exames e o resultado da avaliação médica prévia. Pagamentos, caucionamentos e mesmo a autorização dos procedimentos podem ser providenciados com antecedência e comunicado ao paciente qualquer barreira encontrada para que tenha tempo suficiente de resolver antes da chegada ao hospital.

Por mais simples que pareça, as internações hospitalares podem tornar-se desgastante e um problema a mais quando o mais importante seria que tudo fluísse adequadamente. Não é incomum durante o processo surgir informações de honorários médicos e custos adicionais não previstos ou situações em que há a possibilidade de não cobertura de determinado procedimento, além da grande quantidade de termos de conteúdo amedrontador. Se o processo de *check-in* em um hotel de lazer ou a negócios tem sido minimizado para reduzir o desgaste do hóspede que chega com outros objetivos como férias, o mesmo deveria ocorrer nos hospitais cujos "hóspedes" estão doentes e fragilizados.

Parte desse processo pode ser reduzido com a disponibilidade de tantos documentos e termos de consentimento quanto possíveis na internet como já ocorre em hospitais como nos Estados Unidos, para que o paciente e seus familiares leiam, questionem e em alguns casos imprimam reduzindo custos para o próprio hospital. A tecnologia permite que praticamente todas as informações estejam disponíveis onde o cliente está, não sendo necessário incorrer no efeito surpresa. Caso surja alguma dúvida ou necessidade especial, estas podem ser sanadas e resolvidas antes da chegada do paciente ao hospital, principalmente devido à papelada e termos que precisam ser assinados em um momento delicado e que normalmente o paciente e seus familiares não estão em condições de analisar ou discutir.

Ao chegar para ser internado, restará a checagem da identidade, atualização dos dados e verificação das informações da pré-internação. Com isso reduz-se o tempo de espera e intervenção do funcionário no início do processo de atendimento restando mais tempo para que atente a outras necessidades do paciente e seu familiar. É interessante notar que em muitos hospitais os funcionários do atendimento estão tão atarefados em preencher fichas e fechar relatórios que o atendimento ao paciente parece incomodá-los. Ao reduzir o montante de trabalho previsível sobra mais tempo para o atendimento de exceções ou de pacientes oriundos do atendimento emergencial.

Alguns pacientes apresentam necessidades específicas desde o momento da internação como alguma deficiência física, auditiva, cognitiva ou motora. Normalmente a equipe assistencial está preparada para lidar com essas situações. O problema é que nem sempre as equipes administrativas estão. Infelizmente os hospitais parecem dar pouca importância para o treinamento das equipes de atendimento para prestar a devida assistência a pacientes com necessidades especiais, a pacientes estrangeiros ou que utilizem, por exemplo, a linguagem de sinais.

É de suma importância que haja profissionais disponíveis para lidar com essas situações e não apenas esperar que venha um acompanhante que intermedeie esse atendimento. Há hospitais que mapeiam seus funcionários fluentes em línguas estrangeiras e/ou de sinais disponibilizando uma lista interna para consulta quando ocorre algum atendimento emergencial, imaginando-se que os eletivos já contarão com algum profissional à espera para o atendimento personalizado.

Com o aumento do número de executivos e turistas viajando pelos mais diversos motivos como à procura por tratamento médico em outros países, é cada vez mais comum o atendimento a pacientes estrangeiros nas grandes capitais. Além da comunicação que precisa ser efetiva e ocorrer na língua do paciente ou em inglês/espanhol consideradas línguas universais, há a necessidade de que toda a documentação também esteja nesses idiomas para que o paciente possa entender o que está assinando.

Infelizmente muitas instituições de saúde que atendem pacientes estrangeiros possuem apenas documentos em português e que precisam ser assinados por estrangeiros, e em outras a tradução para o inglês e o espanhol é sofrível ao não adaptar-se aos padrões internacionais. O ideal de atendimento deveria incluir material informativo complementar em diferentes línguas e mídias, como por exemplo, imagens e letras para atender a deficientes auditivos e áudio para atender a deficientes visuais. Com a tecnologia disponível atualmente é possível reduzir os custos com o armazenamento interno e gravação ou impressão para situações específicas (*on demand*) sem que esses processos gerem custos adicionais à instituição.

No cotidiano hospitalar há momentos críticos do atendimento em que os funcionários necessitam de treinamento para agir bem em situações específicas. Na área de saúde nenhum atendimento é igual ao outro seja assistencial ou administrativo. Algumas situações requerem treinamento que habilite a equipe de linha de frente a atender clientes considerados demasiadamente exigentes, empresários de alta visibilidade, pessoas públicas e membros do alto escalão do governo (*high Profile People*). Há situações delicadas como o atendimento durante um óbito, diante da solicitação de internação de um paciente sem acompanhamento algum ou de casais do mesmo sexo. Para algumas situações podem existir orientações claras, para outras a capacidade individual do profissional vai determinar a qualidade do serviço

> *8,7% da população americana, ou mais de 24 milhões de pessoas não falam o inglês bem ou possuem um entendimento limitado da língua, principalmente quando se trata de terminologia médica.*
>
> *Fonte: Joint Commission International*

entregue naquele momento crítico.

Institucionalmente, os hospitais precisam aprender a lidar com situações pouco comuns que podem ocorrer com maior frequência. Nesses momentos qualquer observação mal colocada ou postura profissional inadequada pode resultar em grandes dores de cabeça para a instituição. Há situações que se tornarão correntes quando o/a paciente designar o parceiro ou parceira do mesmo sexo como seu representante legal, o que é seu direito. Pode haver inclusive a recusa da família do paciente em aceitar a união, em permitir a aceitação da responsabilidade e o acompanhamento diário ou a visita regular do/a parceiro/a.

Cabe aos gestores seguir a legislação, utilizar o bom senso e tornar o processo semelhante aos demais não incorrendo no erro de diferenciar o tratamento ou atendimento, orientando seus funcionários a lidar com essas mudanças sociais. Com o reconhecimento e respeito aos movimentos LGBT's (Homossexuais, Gays, Lésbicas, Bissexuais e Transexuais) ou outra denominação, as instituições de saúde precisam orientar de forma clara seus funcionários como atender seus clientes não esperando que cada um saiba como agir sem o devido treinamento. Sim, é necessário falar abertamente sobre isso em reuniões e treinamentos.

Como a comunicação é um dos maiores entraves durante o atendimento médico-hospitalar, o paciente ou seus familiares podem apresentar alguma dificuldade de entendimento durante o processo de comunicação adotado pelos profissionais de saúde. Normalmente os formulários ou documentos que precisam assinar possuem terminologia técnica e estranha ao seu cotidiano. Embora seja mais fácil ignorar ou amenizar o teor do conteúdo, para o desgosto de muitos gestores em hospitais é de suma importância informar claramente o que significa e quais as implicações da assinatura em cada documento apresentado ao paciente ou seu representante legal.

Um estudo conduzido por White & Dillow nos Estados Unidos em 2003, mostrou que 36% ou aproximadamente 87 milhões de americanos adultos possuem um nível de entendimento básico ou abaixo do básico quanto a entender termos simples usados em hospitais, e que 88% dos adultos não conhecem bem os termos mais comuns relativos à saúde. O custo anual dos problemas resultantes dessa deficiência foi estimado para o sistema de saúde americano em aproximadamente US$ 58 bilhões, e para a economia como um todo a estimativa ficou entre US$ 106 e US$ 236 bilhões anualmente. No Brasil o Hospital das Clínicas em São Paulo realizou um estudo com 312 pacientes em 2010, mostrando que 23,5% dos pesquisados não entendiam bem o que liam. Destes, 60% tinham até sete anos de estudo e 14% possuíam nível de escolaridade entre 8 e 11 anos de estudo. Embora fosse uma amostra limitada, representa bem uma das dificuldades modernas cuja realidade não é apenas Brasileira como também mundial.

Muitos profissionais de saúde gostam de utilizar linguagem técnica sendo ate mesmo criticados pelos colegas quando são demasiadamente claros, ou repreendidos por professores em faculdades de medicina quando não a utilizam nos tratos profissionais. Porém, a linguagem excessivamente técnica cria uma barreira entre o profissional e o paciente, um imagina que transmitiu a informação e o outro tenta decifrar o que foi dito. Normalmente após solicitar esclarecimentos duas ou três vezes o paciente sente-se envergonhado de questionar o que está sendo dito. Algumas vezes o profissional até explica novamente, mas utiliza outros termos também técnicos em nada contribuindo com a explicação anterior e ainda demonstrando inquietação como se o paciente e o familiar fossem inconvenientes ou desconfiados da sua competência profissional.

Cabe ao profissional identificar o grau de entendimento do cliente mesmo que ele se esforce para não demonstrar dificuldade na interpretação, faz parte do papel do profissional de saúde durante sua avaliação inicial. Perguntar ao paciente se ele entendeu a informação ou orientação transmitida normalmente leva a uma resposta positiva, pois muitos recearão passar-se por iletrados ou ignorantes. Há técnicas de avaliação de entendimento muito eficientes que podem ser utilizadas como o *"read back"* um processo conhecido por solicitar-se ao paciente para que demonstre do seu jeito o que lhe foi dito ou explicado. Sim, solicitar que o paciente explique em suas próprias palavras a orientação dada ou a mensagem transmitida.

Trata-se de uma ação que toma tempo, mas é altamente eficaz para garantir que equívocos e falhas não ocorram. Não se deve presumir que o paciente de fato entendeu tudo o que foi dito, tampouco que todos têm a habilidade de ler bem, entender e utilizar apropriadamente as orientações médicas mesmo que consideradas simples. Apesar de ser mais comum nas classes sociais mais simples, esse tipo de problema pode ocorrer em qualquer faixa etária, raça, nível social ou de escolaridade.

Um dos sistemas desenvolvidos por uma organização americana é o AskMe3™ cujo objetivo tem sido reduzir erros e custos devido a baixa efetividade da comunicação entre pacientes e os profissionais de saúde. A organização cita que as pessoas que apresentam um baixo nível de entendimento da terminologia utilizada na área da saúde, apresentam os seguintes problemas.

- São menos propensas a colaborar com o tratamento prescrito quando estão aos seus próprios cuidados;
- Não buscam o cuidado preventivo, mais do que dobrando o risco de hospitalização;
- Ficam hospitalizados cerca de dois dias a mais que os mesmos adultos com um grau de entendimento maior;
- Necessitam de cuidados adicionais que resultam em um custo adicional ao sistema de saúde, podendo ser até quatro vezes a mais do que uma pessoa com maior grau de entendimento.

Dentre o público atendido em instituições de saúde há os que utilizam aparelhos e equipamentos especiais como muletas, cadeiras de rodas e membros artificiais enquanto outros utilizam aparelhos auditivos, visuais ou outro que facilite sua vida diariamente. Não é incomum a perda ou extravio desses itens durante a internação hospitalar, devendo a instituição providenciar a guarda quando necessária a utilização regular ou alternativa que atenda às necessidades do momento, não restando ao paciente a perda de nenhuma de suas faculdades enquanto hospitalizado.

Ainda no estágio inicial do atendimento cabe à instituição de saúde informar ao paciente e seu responsável legal os seus direitos, inclusive o de aceitar ou recusar determinado tratamento médico. Durante a coleta de dados a equipe assistencial poderá verificar onde e quando o paciente precisará de mais assistência e se a falta afetará o tratamento, comunicando a necessidade ao restante da equipe.

A experiência da hospitalização não precisa ser traumática podendo ser amenizada com a introdução de serviços complementares e diferenciados. Embora não seja o objetivo principal da hospitalização, o tratamento assumirá uma nova perspectiva diante da preocupação de departamentos como de gastronomia e de hotelaria com o conforto e o cuidado às outras necessidades do paciente. Há instituições que tornam a estada ainda mais agradável, ou ao menos não tão desagradável ao oferecer um cardápio diferenciado tornando prazerosa a experiência da refeição, oferecendo mimos como cestas de frutas, conjuntos de higiene pessoal de marcas famosas, sandálias, pijama dentre outros itens normalmente negligenciados como parte do enxoval hospitalar.

Avaliando o paciente

Depois de identificadas as necessidades do paciente na avaliação inicial, estas devem ser registradas em prontuário, devendo a instituição criar se não existir, mecanismos para que todos os membros da equipe de atendimento estejam cientes das condições do paciente. O preenchimento completo e correto do prontuário é uma garantia não apenas para o paciente como também para a instituição e para os próprios profissionais de saúde.

Um estudo da Fiocruz (Fundação Oswaldo Cruz) analisou 750 prontuários de pacientes em cinco hospitais em Recife (PE) verificando que cerca de 60% dos prontuários estavam incompletos, ilegíveis ou em branco. Dos hospitais avaliados, dois eram públicos, dois privados e um filantrópico. Os quesitos analisados abrangiam dos mais simples aos indispensáveis.

1. Dados básicos do paciente como o nome e o endereço
2. Histórico da doença incluindo sintomas iniciais, evolução e diagnóstico
3. Queixa principal e duração, se a doença era crônica ou aguda
4. Exame físico com detalhamento dos procedimentos efetuados
5. Antecedentes pessoais e/ou familiares
6. Hipóteses diagnósticas

Dos prontuários avaliados, foram classificados como péssimos 59,5% dos prontuários do hospital filantrópico, 60% dos hospitais públicos e 68,5% dos hospitais privados. Os efeitos dos problemas advindos dessas falhas podem envolver de custos desnecessários com novos exames a erros na administração de medicamentos ou a realização de procedimentos equivocados, pois o médico ou equipe responsável por um atendimento emergencial não disporá de informações relevantes para decidir que conduta adotar durante uma situação crítica. Em caso de processo por erro médico, compromete-se a principal ferramenta de defesa do profissional e da instituição que é o prontuário do paciente. Embora se trate de uma amostra em uma única cidade, a realidade não parece ser diferente em outras instituições de saúde no restante do país em maior ou menor grau.

Para que o atendimento seja efetivo, durante a avaliação

do paciente é de suma importância identificar e endereçar as necessidades de comunicação do paciente durante a avaliação e estabelecer um método de comunicação eficaz diante de necessidades especiais, como:

- Utilização de métodos escritos (papel e caneta)
- Utilização de leitura labial
- Utilização de linguagem de sinais
- Utilização de tradutor ou intérprete
- Necessidade de equipamento auditivo
- Utilização de óculos ou outro equipamento para melhoria da visão
- Suporte da família ou de um responsável
- Utilização de aparelho ou equipamento eletrônico de voz
- Outros métodos verbais e não verbais

Embora amplamente sabido, nem sempre é dada a devida atenção a fatores cruciais no atendimento ao paciente devido a problemas como o tempo necessário e a devida leitura das informações pelo restante da equipe. Toda avaliação do paciente deveria ser precedida por uma breve introdução das atividades que serão realizadas, estabelecendo uma relação efetiva entre o provedor e o paciente. Neste momento é possível identificar barreiras discretas e óbvias que afetarão todo o atendimento, como:

- Paciente estrangeiro
- Baixo nível de consciência
- Analfabetismo, analfabetismo funcional ou dificuldade de entendimento
- Hostilidade ao tratamento
- Histórico de AVC (Acidente Vascular Cerebral)
- Histórico de depressão
- Agitação, confusão mental ou delírio

- Paciente entubado
- Paciente sedado
- Contato após procedimentos cirúrgicos
- Paciente desacompanhado ou sem o acompanhamento de algum familiar
- Dificuldade visual
- Dificuldade auditiva e/ou outra que possa existir

Apesar do discurso comum ouvido de muitos profissionais e instituições acerca do tratamento holístico do paciente e a despeito das melhores intenções, a medicina ocidental é fragmentada e cartesiana dificultando essa prática. Exigindo a atenção a diversos fatores inerentes ao cuidado intra-hospitalar que precisam ser observados ou que não sejam negligenciados para um atendimento mais adequado do início ao fim do cuidado, como:

- Ajudar o paciente a entender e agir utilizando a informação em benefício próprio e como ferramenta que aumenta a segurança dentro do ambiente hospitalar;
- Identificar e informar ao restante da equipe a necessidade de mobilidade do paciente se houver;
- Identificar as necessidades culturais, crenças e práticas religiosas do paciente e que pode influenciar em parte ou no todo o cuidado recebido;
- Avaliar as necessidades dietéticas, restrições e ou aspectos religiosos que podem influenciar durante a estada do paciente;
- Solicitar sempre ao paciente que indique uma pessoa responsável para a tomada de decisões e não apenas o responsável legal durante o processo administrativo de admissão/internação;
- Comunicar sempre as necessidades do paciente para a equipe médico-hospitalar que cuidará do paciente. De pouca valia será deter todas as informações se não forem

utilizadas adequadamente;

- Endereçar as necessidades de comunicação do paciente durante o tratamento;
- Monitorar as mudanças na comunicação do paciente. Se ocorrerem problemas durante o tratamento o paciente demonstrará através de mudanças repentinas de humor, não adesão ao tratamento, manifestação de interesse de mudança de instituição, dentre outros meios, por vezes, subliminares;
- Envolver o paciente e seus familiares no processo de cura tem se mostrado uma ferramenta indispensável para maior adesão do paciente ao tratamento;
- Moldar o termo de consentimento informado às necessidades do paciente, tendo em vista que o termo existente na maioria dos hospitais já está pronto e não permite alterações, ou fazendo-se adaptações nos termos de acordo com as necessidades do paciente;
- Educar o paciente de acordo com suas necessidades, pois boa parte dos problemas que ocorrem deve-se ao fato do paciente desconhecer como ocorrerá o tratamento e de como funciona o ambiente hospitalar;
- Atentar às necessidades culturais, religiosas, espirituais, práticas e crenças de pacientes e familiares. Alguns hospitais são preteridos devido a não atenção às necessidades religiosas do paciente.

Normalmente a família é incluída no processo de alta ou transferência do paciente, porém poucas instituições investem no processo de pós-alta verificando se o paciente aderiu ao tratamento, se está seguindo as orientações corretamente e assim evitando uma nova hospitalização garantindo a continuidade do cuidado. Além de servir de termômetro para futuras altas ou transferências, essa verificação contribui para que ocorra a continuidade do cuidado na residência ou instituição que receber o paciente.

O "paciente": a razão da existência de todo o sistema de saúde

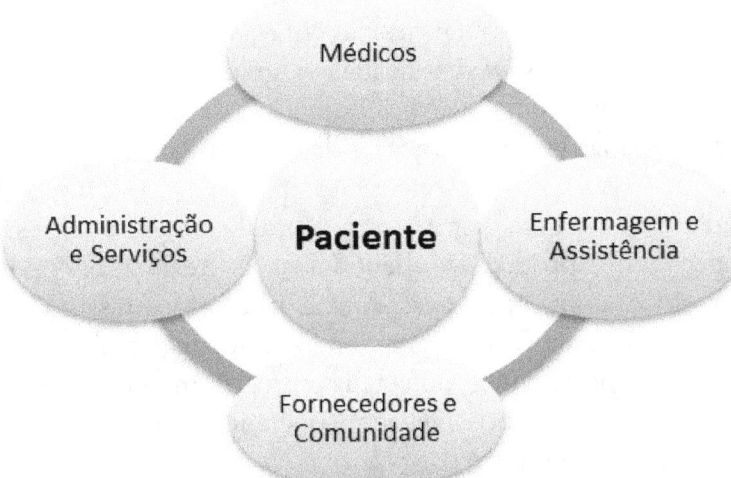

Capítulo 2

HUMANIZANDO O ATENDIMENTO HOSPITALAR

Neste mundo globalizado a ênfase na tecnologia tem sido maximizada e às vezes alçada ao grau de panaceia para quase todos os problemas e males humanos. Projeções otimistas são feitas baseadas em prognósticos de equipamentos e sistemas capazes de realizar o impensável para o benefício da humanidade e das gerações futuras. Verdade inquestionável, a tecnologia tem produzido benefícios e resultados antes impensáveis e com uma perspectiva futura promissora aos nossos olhos. É cada vez maior a gama de doenças e problemas de saúde que podem ser detectadas precocemente tornando possível a cura, algo impossível sem os avanços tecnológicos de equipamentos de diagnóstico.

Com o aumento da tecnologia e modernização dos hospitais ocorreu também um afastamento entre o médico e o paciente. Altos investimentos em tecnologia nem sempre significam melhoria no atendimento prestado ao paciente, embora seja indiscutível sua importância na detecção de doenças precocemente ou na geração de diagnósticos mais precisos. Muitas vezes os exames apenas corroboram o que o médico já sabe ou serve para resguardá-lo em caso de algum processo judicial. Equipamentos médicos de alta tecnologia são capazes de realizar exames de alta complexidade, mas ainda são utilizados basicamente para os mesmos exames de rotina, e a maioria dos profissionais sequer sabem o que fazer com as muitas possibilidades desses novos equipamentos.

Se por um lado temos o avanço tecnológico auxiliando na prevenção de doenças e proporcionando uma vida mais longa e com mais qualidade; por outro temos uma distância cada vez maior entre muitos profissionais de saúde, notadamente os médicos e os doentes, criando uma lacuna preenchida por frios e insensíveis equipamentos e pela nem sempre humana estrutura hospitalar. Muito embora a inovação constante e as novas tecnologias sejam necessárias para o benefício da humanidade, o foco na humanização pelas instituições de saúde não deveria mudar com o tempo. O paciente ainda é o sujeito mais importante dentro hospital, fazendo com que toda a estrutura e apoio humano existam para mitigar e eliminar sua dor e doença.

Sendo a razão da existência das instituições de saúde, a posição do paciente jamais deveria ser inferiorizada diante daqueles muitas vezes vistos como os grandes salvadores, deuses modernos da cura ou únicos responsáveis pelo resgate da saúde e dignidade. Diferentemente do que prevalece nos hospitais, o cliente de saúde é a pessoa mais importante dentro do sistema e para quem deveria convergir toda a atenção da instituição, ao contrário da visão centrada nos médicos, o chamado "medicocentrismo". Não se trata de desvalorizar o reconhecido papel desses profissionais, ao contrário, de inseri-los no louvável e real contexto de ator principal nas instituições de saúde, reconhecendo suas limitações e a importância do trabalho dos demais profissionais visando sempre o paciente.

Do momento em que o paciente recebe a notícia de uma necessária intervenção cirúrgica à admissão no hospital, surgem mais que dúvidas que nem sempre são respondidas, junto vem os temores e medos de difícil exteriorização, muitas vezes ficam escondidos por receio pessoal de que esses temores sejam interpretados como fraqueza ou covardia. Difícil de entender quando estamos do outro lado da mesa, os sentimentos de vulnerabilidade e instabilidade emocional aparentemente controlados que o paciente tenta na maioria das vezes mascarar ou fazer-se parecer mais forte do que realmente é.

Esse momento de entrega é extremamente difícil para uma pessoa autônoma e autossuficiente ao se perceber olhada, tocada e invadida por mãos em diferentes turnos mesmo que sabidamente por profissionais responsáveis e confiáveis. É a perda do controle sobre si próprio, momentos de completa vulnerabilidade e dependência. São ações confiadas a técnicos competentes, mas que podem deixar marcas a quem se submete a tratamentos cirúrgicos de grande porte, prolongados ou dolorosos.

Quando um profissional de saúde torna-se um paciente e passa pelas mesmas situações que os demais pacientes, sente na pele as incertezas e percebe a angústia causada por uma espera desnecessária e demorada pelo resultado de um exame ou de um laudo médico. Percebe o quanto a empatia, informações claras e precisas são importantes para tranquilizar quem está aflito. Há quem inclusive mude sensivelmente sua relação com seus próprios pacientes, como demonstrado por médicos como Dr. Geoffrey Kurland no livro *"My own medicine: a doctor's life as a patient"* ao descrever candidamente seus medos, incertezas e insegurança durante o período em que tentava descobrir a doença que possuía e depois ao encontrar o tratamento mais adequado.

Se a tecnologia cria facilidades e moderniza o ambiente hospitalar, por outro lado provoca o distanciamento entre o sujeito e agente humano que representa o papel principal no processo de cura do doente. Com as novas tecnologias e os problemas relacionados a abusos em consultórios e clínicas médicas, o contato humano, a avaliação física ou o tocar sadio e

Poderemos, enfim, novamente morrer em paz!

"O desenvolvimento da tecnologia não pode e não deve distorcer a verdadeira missão médica: combater doenças, prolongando a vida e garantindo um mínimo de qualidade, assim como interagir intensamente com aqueles que dependem de nossos cuidados, mesmo quando estes não forem mais curativos. É preciso ter em mente que cuidar para morrer não é, em absoluto, menos importante ou louvável do que cuidar para salvar. Não nos podemos julgar deuses onipotentes, pois, como tal, impingiremos sofrimento adicional aos nossos pacientes e familiares, ao tentar manter a "vida" a todo custo, principalmente quando a morte já ocorreu: esse, sim, um verdadeiro erro médico!"

Dra. Janice C. Nazareth

desinteressado se torna cada vez mais raro e rápido quando ocorre. O contato humano tem sido cada vez menor trazendo muitas vezes a mensagem que o paciente é alguém a ser evitado e que deve ser mantido à distância.

Novos produtos são lançados com regularidade como softwares, equipamentos de alta tecnologia como robôs, além da parafernália de novos aparelhos reduzindo a participação humana no contato com o paciente. Novamente, são cada vez mais necessários e úteis para a medicina, porém como contrapartida corre-se o risco de negligenciar a parte mais importante no seu processo de existência, o paciente de um lado e o médico do outro, afetando inclusive a relação com os demais profissionais dentro dos hospitais. Tem sido cada vez mais comum vidas se esvaírem em meio a frios aparelhos, cabos e fios do que na confortadora presença de um ente amado e querido, a chamada morte humanizada.

> Numa bela noite de sábado chegou à recepção de um grande hospital uma jovem vestida de noiva e seu marido, recém-casados e saídos da igreja diretamente para o hospital antes da festa. Como a avó-mãe estava internada na UTI não pode ir ao casamento e realizar o sonho de ver a neta que criou casar-se de véu e grinalda. Antes de se casar os noivos procuraram o médico da avó que autorizou uma breve visita após a cerimônia para que a avó a visse vestida de noiva, como sempre sonhara. Ela havia prometido que visitaria sua avó após o casamento, pois estava consciente e estável sem apresentar risco.
>
> No entanto, o médico da UTI, conhecido pela sua rigidez, nada sabia e achou um absurdo um casal de noivos entrar numa UTI às 22 horas, mesmo que numa ocasião tão especial. Apesar dos pedidos insistentes, tentativas de falar com o médico da paciente e uma profusão de lágrimas, os noivos foram para a recepção sem a tão sonhada visita. No hospital não haviam encontrado a liberação do médico da paciente e tampouco houve flexibilidade do médico de plantão em perceber a importância daquele momento na vida daquelas pessoas. No dia seguinte durante a visita, avó e neta desmancharam-se em lágrimas.
>
> Há momentos que jamais poderão ser substituídos e situações que jamais serão reparadas. Há um ditado que diz haver quatro coisas que não voltam atrás, "uma palavra depois de dita, uma pedra depois de atirada, uma ocasião depois de perdida e o tempo depois de passado".

Nem sempre acompanhando os investimentos em tecnologia estão os em qualificação e capacitação humana que venha melhorar significativamente a qualidade do atendimento. O atendimento em grande parte nas instituições de saúde tem se tornado cada vez mais frio, impessoal e baseado em protocolos. A própria carga de trabalho administrativa e de atendimento direto imposta aos profissionais de saúde, coloca o paciente em uma posição secundária na rotina de trabalho diária. É comum chegar a hospitais e ver alguns funcionários voltando-se para tantas tarefas administrativas internas, que em alguns momentos causa-se a impressão que o paciente é um estorvo e está tomando tempo do profissional que o atende.

Esse parece ser um processo cada vez mais comum em virtude das exigências legais de preencher relatórios, prontuários, guias etc. para controle interno, de planos de saúde e órgãos públicos. Reduz-se o tempo de atenção ao paciente evidenciando o afastamento entre o profissional e o paciente muitas vezes contra sua própria vontade. Como agravante está o afastamento dos gestores da rotina ou da linha de frente do atendimento ao paciente impede-os de perceber essas falhas ou de repensarem novos processos partindo do ponto de vista do paciente.

O olhar do paciente

A vida e a saúde são os bens mais preciosos que o ser humano possui e no momento em que isto está em jogo as reações emocionais são imprevisíveis. É muito comum pacientes e/ou familiares sob intenso estresse soltarem impropérios ou utilizarem palavras de baixo calão contra funcionários, médicos ou ao hospital. Apesar de não ser justificável em momento algum tal atitude, é a forma que a pessoa encontra para extravasar a tensão e muitas vezes o desespero interior. Nesses momentos, nem sempre o paciente ou familiar está contra o seu interlocutor, apenas a favor de si mesmo. Talvez os mais contidos agissem da mesma forma diante da mesma situação se o temperamento permitisse.

A perspectiva de vida ou de recuperação que o paciente tem a partir do momento em que uma intervenção cirúrgica se torna necessária é bem diferente da que os profissionais de saúde ou mesmo da própria pessoa quando em perfeito estado de saúde teria. Nesses momentos a abordagem adequada pode minimizar problemas que normalmente evoluem para situações críticas de ofensas e agressões. É de grande importância a complementaridade da assistência com serviços que facilitem a vida do paciente, algo que os serviços de hospitalidade prestados nas instituições de saúde se tornam uma resposta natural à indiferença e ao sofrimento alheio das estruturas administrativas e burocráticas. É o momento em que a vulnerabilidade do ser humano apresenta seu ponto crítico, em que este extravasa muitas das emoções escondidas interiormente.

De modo generalista a imagem percebida pela sociedade do hospital é formada em parte pelas informações colhidas na mídia, de terceiros e ao utilizar o serviço pessoalmente. Tendo em vista a natureza do serviço de saúde, cujo consumo ocorre para a maioria das pessoas em raros momentos da vida, a imagem do estabelecimento é formada mais por depoimentos e notícias do que pela experiência pessoal, com extremos onde a utilização pode ser traumática ou de grata satisfação.

São os momentos críticos que definem a imagem que o paciente carregará consigo da instituição de saúde que procurou. Acertos e intervenções bem sucedidas podem ser facilmente ofuscadas por outras dificuldades que podem ser ainda mais difíceis de serem esquecidas e rapidamente disseminadas. Em momentos sensíveis o menor problema pode representar uma barreira difícil de ser transposta entre o hospital e o seu cliente.

Quando se trata de saúde ou de uma vida, normalmente não se poupa esforços e em muitos casos recursos financeiros para garantir o melhor atendimento. Quando um paciente vai para uma cirurgia o paciente não gostaria de saber que os profissionais responsáveis tiveram uma péssima noite de sono ou estão com problemas familiares, pois sabem que isso pode interferir na qualidade do resultado. Muito menos desejará saber que aquela é a primeira cirurgia "solo" do médico.

Da mesma forma o olhar do paciente torna-se apurado para questões até então despercebidas pelos profissionais de saúde. Um senso de perigo (o também chamado sexto sentido) ou alerta pode deixá-lo atento a detalhes que venham a influenciar a sua recuperação como comentários, brincadeiras, gestos e expressões dúbias ou risíveis, minimizando a confiança que o paciente deposita na instituição como um todo. A comunicação passa a ser fator importante na recuperação do paciente. Esse mesmo olhar verá também esforços individuais ou coletivos que demonstram a preocupação no seu estado de recuperação quando isso existir.

Embora o fator humano venha a ser o ponto principal no atendimento ao paciente, é a estrutura de apoio e de serviços que permitirá de forma visível a diferenciação do atendimento. Essa infraestrutura pode atuar de duas formas:

1- Suporte direto ao paciente, proporcionando-lhe conforto e bem-estar,

2- Suporte aos profissionais de saúde para que desempenhem bem suas funções.

A assistência é considerada humanizada pela natureza da atenção prestada, porém nem todos os atendimentos são necessariamente humanizados quando se volta para as reais necessidades dos pacientes. Parte desse atendimento humanizado também é proporcionado pela infraestrutura de conforto que torna a vida do paciente mais agradável dentro do ambiente hospitalar. Também de grande importância está a atenção dada aos profissionais que serão responsáveis por produzir os resultados desejados pelo paciente. São as experiências humanas bem ou mal sucedidas que depõem favoravelmente ou negativamente sobre o hospital, obviamente as pessoas somente procurarão hospitais com rótulos ruins se não houver alternativa ou durante uma emergência.

Preparar bem os profissionais implica criar uma estrutura de apoio e orientação sobre como lidar com situações difíceis. Como exemplo, há momentos críticos como o da morte que poucos sabem como lidar, outros lidam da sua maneira e há ainda quem tentando ajudar fere mais os sentimentos e a religiosidade dos familiares. Na maioria das vezes inexiste uma política institucional de preparação para situações críticas como durante o óbito mesmo nos melhores hospitais. Não se aprende nas escolas a transmitir notícias ruins, muito menos discutimos ou nos preparamos para a morte, e isso fica evidente quando ocorre. É preciso lembrar que não é apenas o médico que mantém contato com o familiar logo após a morte, outros funcionários como os administrativos darão continuidade ao atendimento, na maioria das vezes sem o devido preparo.

Normalmente quem não está bem, não tem condições de atender bem. Trabalhadores também possuem problemas financeiros, são vitimados por doenças, deixam familiares doentes em casa afetando a produtividade e a qualidade da atenção dispensada. A forma como muitos tratam os seus clientes está intimamente ligada ao seu estado de espírito e por vezes físico. O cansaço, o estresse, o desgaste físico e mental reduz a qualidade do serviço prestado favorecendo o surgimento de problemas e atritos. Pessoas felizes e descansadas tendem a lidar melhor com problemas e a relevar comportamentos agressivos de terceiros ou clientes.

Uma das características comuns nas instituições de saúde está a ausência de espaços de lazer e recreação, onde os funcionários possam relaxar durante o tempo livre com atividades lúdicas melhorando o humor e disposição para o trabalho. Salas de descanso aconchegantes e pequenas academias podem parecer absurdas dentro de um ambiente altamente desgastante como o hospitalar, porém já são utilizadas de forma bem sucedida em empresas com menor propensão à tensão nas relações humanas como bancos, empresas de software e de comunicação.

Diferenciando o processo de humanização

Normalmente os profissionais de saúde atribuem à humanização algumas características como a necessidade de empatia, o contato pessoal e personalizado, a relação humana baseada na atenção face a face dada ao cliente etc. e não estão errados. No entanto, a humanização tem mostrado outras facetas como ser também técnica ou mecânica e não apenas humana como tem ficado cada vez mais evidente atualmente. Talvez por isso engenheiros, arquitetos e até mesmo gestores financeiros abordem processos e ações de humanização dentro da sua área de trabalho.

Em geral, podemos diferenciar a humanização através de dois critérios:

Critério	Diferenças
Técnico	Compreende as modificações técnicas, profissionais e estruturais utilizando protocolos, métodos, equipamentos, tecnologias e conceitos pré-determinados na sua execução.
Relações Humanas	Compreende as ações humanas e as relações pessoais baseadas na empatia, atenção e respeito pela pessoa, vida, tempo do paciente e os seus familiares.

Tecnicamente uma cama hospitalar automática com quatro motores contribui mais para a humanização do cuidado ao paciente do que uma cama mecânica com manivelas que necessita de alguém para ajudar a mudar a posição do doente. A primeira permite certa independência, autonomia e um maior grau de conforto ao paciente que pode ajustar a sua posição quando desejar sem depender da ajuda de outra pessoa. A segunda cama manterá o paciente dependente de outra pessoa cujos constantes pedidos de mudança de posição podem se tornar estressantes tanto para o paciente quanto para o seu acompanhante.

Pode parecer estranho, mas uma simples cama dotada da facilidade de mobilidade exerce um impacto indireto na forma como o paciente se relaciona com os profissionais de saúde, familiares e encara sua hospitalização. É de se imaginar o impacto positivo dos inúmeros equipamentos automáticos e eletrônicos que auxiliam os pacientes nas suas atividades e ações diárias, tornando sua vida muito mais fácil e que engloba de cadeiras de rodas motorizadas a programas de computadores criados especificamente para atender tais necessidades especiais.

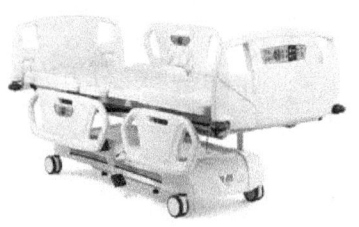

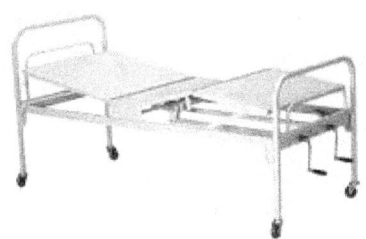

Cama automática   Cama mecânica

Como se observa, a questão não é apenas a cama ou a cadeira de rodas motorizada, mas todas as alterações técnicas que um hospital pode receber para humanizar a relação entre os profissionais de saúde e os pacientes. O contato entre a equipe médica com o paciente ocorre diariamente numa fração do tempo em que o paciente permanece hospitalizado, por isso mais atenção deveria ser dispensada aos serviços que ocupam o resto do dia do paciente pelo impacto que eles possuem ao facilitar ou dificultar sua estada no hospital. Deixar o paciente olhando para o teto ou com uma programação de televisão ruim pode levá-lo a pensar mais na doença do que na sua recuperação ou saúde, podendo aumentar as chances de queixas pela atenção dada durante os raros momentos de contato humano no hospital, onde o paciente perceberá qualquer falha.

Assim, ultimamente tem se percebido a importância de se concentrar em mudanças técnicas para humanizar a relação paciente-hospital, aumentando a satisfação do paciente mesmo que com itens diversos ao tratamento, como os relacionados à acessibilidade com elevadores e rampas exclusivas para pacientes, entretenimento, tecnologia nos quartos e especialmente com a alimentação. Um bom exemplo tem sido a gastronomia, onde ao invés de se concentrar no que o paciente não pode comer nutricionistas e médicos voltaram-se para o que o paciente quer comer. Muitos hospitais mudaram seus processos focando a gastronomia com pratos diferenciados e saborosos estimulando o olfato e o paladar dos seus pacientes.

A humanização técnica complementa a intervenção humana não podendo e não devendo ser desconsiderada em momento algum. Embora muitos hospitais queiram personalizar a atenção prestada aos seus pacientes, e o fazem através de equipes de hospitalidade, na prática é dispendioso manter uma equipe que possa dar toda a atenção às necessidades dos pacientes. Muitos dos problemas estão relacionados a necessidades pessoais, possuem causas emocionais e requerem muito tempo para serem minimizados ou resolvidos. Concierges e equipes de hospitalidade existem em muitos hospitais para atender as necessidades e demandas dos clientes como ocorre nos hotéis, porém nem sempre é possível atender aos pedidos para auxiliar em casos de angústia, depressão ou de pessoas mentalmente doentes que necessitam de atenção profissional específica.

Ademais, para alguns gestores hospitalares o investimento em uma equipe composta de muitos funcionários não parece justificar o cuidado qualitativo dispensado a um pequeno grupo de clientes à custa da atenção que pode ser dispensada quantitativamente a centenas de outros. Portanto, é possível encontrar dois modelos, o quantitativo "A" e qualitativo "B" na gestão da hospitalidade nos hospitais. No primeiro o foco é apresentar resultados através de números e que nem sempre surte o efeito esperado do ponto de vista do paciente. No segundo modelo a forma como um paciente responde um bom dia já diz que alguma coisa não está bem, mesmo que ele não deseje conversar. Cada modelo apresenta vantagens e desvantagens.

Atualmente a tendência é o aumento da distância entre os profissionais de saúde e os pacientes, com uma consequente redução no processo de humanização quando baseado nas relações pessoais, além do aumento da humanização através da tecnologia. A humanização dos serviços de saúde passa por um período onde os avanços técnicos tem reduzido a dor e o sofrimento do paciente com procedimentos menos invasivos ou cirurgias com incisões menores, com o uso de robôs e a introdução de equipamentos mais eficazes. A utilização de protocolos e rotinas, que são necessárias para a garantia da segurança do paciente, tem em contrapartida tornado mecânica as relações pessoais afastando o profissional de saúde e o paciente.

Essa distância faz com que as relações humanas sejam cada vez menos importantes, como é visto atualmente em hospitais e clínicas onde os médicos podem avaliar se o paciente está bem ou mal apenas através dos exames. Praticamente inexiste aquele antigo contato pessoal com uma boa avaliação clínica do paciente, onde o médico podia detectar doenças comuns apenas por sinais físicos, tais como cor da pele, inchaço, avaliação física, etc. que se tornaram procedimentos cada vez mais raros. Não significa que a medicina tornou-se menos eficiente, muito ao contrário tornou-se mais eficiente, porém menos humana. Cada um tem os seus argumentos para essa mudança de comportamento profissional com o paciente, e não parece que o cenário seja alterado tão cedo.

Modelo	Visitas da equipe de hospitalidade – Mês: Janeiro
A	5786 pacientes visitados. 3752 elogios e agradecimentos recebidos pelos serviços do hospital. 73.5% de redução nas reclamações diárias nos atendimentos e serviços prestados, em comparação com o período anterior às visitas nos quartos. 97% se sentiram valorizados após receberem a visita e manifestaram desejo de retornar ao hospital se precisarem. Detectado e solucionado 181 situações que poderiam gerar reclamações públicas, exposição na mídia e/ou processos contra o hospital.
B	186 pacientes visitados tendo suas solicitações atendidas. Os que estavam ansiosos e aparentemente deprimidos foram encaminhados para atendimento psicológico, inclusive um que manifestou intenção de suicídio.

Trata-se de um processo gradativo e cíclico que vivenciamos e ainda se transformará bastante com as novas descobertas, afastando ainda mais médico e paciente, porém trazendo maior segurança e qualidade nas intervenções. A tendência, no entanto, será de valorização em algum momento futuro das antigas relações pessoais como um diferencial, ocorrendo um retorno ao modelo de atenção humana personalizada sendo cada paciente único, com longas consultas onde o médico procura ouvir e entender o paciente como um todo e não apenas pela doença. Embora já seja considerado atualmente, este será um grande diferencial na humanização dos hospitais no futuro. Mas para isso, dois aspectos das relações humanas precisam ser reconsiderados pelos profissionais:

❖ É mais difícil ser humano do que ser indiferente. E nem todos estão dispostos a serem mais humanos em suas relações profissionais, optando por ignorar as situações que não lhes interessam.

❖ Todos querem ser tratados de forma humanizada, mas nem todos estão dispostos a tratar os outros da mesma forma. Muitas pessoas buscam o cuidado perfeito quando procuram um tratamento médico e hospitalar, mas não estão interessadas em oferecer ou fazer o seu melhor para dar o mesmo atendimento que deseja às pessoas que os procuram.

Assim, muitas pessoas querem ou exigem o que elas mesmas não estão dispostas a oferecer. Exigindo o melhor sem, no entanto oferecer o seu melhor quando estão atendendo outras pessoas, como ocorre entre muitos profissionais de saúde. Algo que dificulta a melhoria de muitos serviços é a falta de entendimento desses profissionais, que muitas vezes o seu melhor é na verdade algo sofrível, recusando-se a reconhecer suas deficiências e rejeitando buscar melhorias pessoais. Há profissionais no segmento de saúde certos que atendem bem o seu cliente, porém se irrita quando encontra alguém que o atenda da mesma forma. É, infelizmente, incapaz de se ver no modelo de atendimento que presta ao cliente.

Estágios do processo de humanização do atendimento

Foco na técnica e na humanização da tecnologia. Distanciamento.		
Focado nas relações humanas entre o profissional de saúde e o paciente. Confiança.		Contato humano. Melhor relação entre profissional de saúde, tecnologia e paciente.
Fase 1: Passado	Fase 2: Presente	Fase 3: Futuro

Quando o paciente se torna o problema

Embora tenha sido cunhada a expressão que o cliente sempre tem razão, todos sabem que não se trata de uma verdade inquestionável, especialmente no segmento de saúde. É difícil alguém que não tenha presenciado em algum momento clientes gritando nervosos, reclamando ou mesmo ameaçando funcionários em hospitais, especialmente em prontos-socorros. A primeira impressão é que foi cometida alguma injustiça, houve algum erro ou ainda que o paciente ou seu familiar esteja sendo submetido a alguma arbitrariedade.

O momento do atendimento é um momento crítico, pois encerra dificuldades e risco ignorados por uns e despercebidos por outros. Por mais estranho que pareça, há pacientes que chegam ao setor de emergência de um hospital com interesses que extrapolam o atendimento médico. Há cliente que nada sente e precisa justificar uma ausência ao trabalho, como há o que após dias doente chega em estado grave e acaba em óbito. Portanto, esses extremos dificultam a vida dos profissionais que precisam entender e tratar todos igualmente num curto espaço de tempo.

Algumas pessoas possuem uma personalidade difícil de lidar, agindo com indiferença, recusando-se a fornecer informações importantes sobre a saúde ou hábitos pessoais, ou mesmo destratando e ofendendo o profissional que o atende. Muitas vezes o faz com arrogância e desprezo, porém quando ocorre alguma falha apresenta-se humildemente como vítima fragilizada e impotente diante das autoridades. Parte do problema está com as próprias instituições que com sua política de "não enfrentamento" estimulam a impunidade. Para o funcionário ofendido fica o receio de agir isoladamente e ser demitido ou sofrer outro tipo de violência moral, além da que já foi submetido previamente pelo paciente e/ou seus familiares.

Por mais absurdo que pareça, é mais comum que se pensa funcionários serem maltratados por pacientes, especialmente nos hospitais privados. No Rio de Janeiro, em média até cinco profissionais são agredidos verbalmente ou fisicamente por dia, alguns casos resultando inclusive em morte. Apesar de não ser tão evidente, quando ocorrem agressões ou problemas que não podem ser comprovados de forma clara a justiça tende a favorecer o paciente por este se encontrar num momento de fragilidade e dependência de cuidados.

E há pacientes que sabem fazer uso dessa vantagem abusando de sua situação profissional como advogados, empresários, políticos e até mesmo médicos. As ofensas variam de ironias, termos racistas, desafios e até mesmo agressões discretas, boa parte sem que haja testemunhas ou meios de comprovação. Nesses momentos, cabe ao profissional de saúde agir com responsabilidade e não hesitar em cobrar os seus direitos, especialmente gravando os momentos em que tais situações ocorrem, desde que não expondo a privacidade ou o sigilo do paciente para terceiros.

Nem todos que procuram um hospital estão de fato em busca de um tratamento como, por exemplo, um atestado médico para cobrir uma falta irregular ao trabalho, e a recusa médica em ceder ao que o paciente deseja pode resultar em reclamações, ameaças e até mesmo em agressões. Há quem espera que o médico possa simplesmente adivinhar o problema que possui ou que acha excessivo o tempo de espera por resultados de exames, como se estes ficassem prontos num passe de mágica. Há quem reclame e proteste por que está sendo internado e quem reclame por que não está sendo internado. Em alguns casos, a falta de cobertura ou a carência para a realização de algum procedimento leva os familiares a atritos desnecessários com os funcionários que os atendem, e que na maioria dos casos está tentando justamente ajudar.

Parte do problema está relacionada com a expectativa do paciente ou familiar, que quando não é satisfeita transforma-se em reclamações, sendo ainda personificadas na primeira pessoa

Um homem alto e forte aparentando pouco mais de 50 anos, entra pela recepção de um hospital no final da noite e diante de vários clientes em voz alta ameaça colocar o nome do hospital na televisão e nos jornais por falhas inadmissíveis. Era um famoso jornalista.

Acusava o hospital de manter sua esposa internada desnecessariamente sem nenhum tratamento, que reclamaria ao convênio, e alegava também que não aceitava uma cesta de frutas enviada para minimizar a situação. Outros pacientes que aguardavam no mesmo local manifestaram sua preocupação achando a situação um absurdo. Afinal era um famoso jornalista.

Após ouvir pacientemente, o responsável pela recepção verifica o que houve e horas depois esclarece o ocorrido. A paciente recusou-se a submeter-se a cirurgia até a chegada do marido naquela noite que vinha de outro estado, permitindo apenas que fosse extraído um dente naquela tarde cuja cárie avançada poderia comprometer suas funções cardíacas futuramente. Quando há uma extração dentária o hospital envia de praxe uma cesta de sucos e frutas macias para o paciente.

A esposa ciente de que o marido chegou irritado, receosa do seu comportamento agressivo e amedrontada não disse o que realmente ocorria com seu tratamento. Somente admitiu o que aconteceu ao ser confrontada diante do marido. O marido não se desculpou pelas ofensas e ameaças feitas; e tampouco os pacientes e acompanhantes que presenciaram a primeira cena jamais souberam da verdade.

que apresente a primeira negativa. Para muitas pessoas as instituições de saúde deveriam funcionar do "seu" jeito e qualquer outro trâmite necessário à garantia de segurança do paciente é visto como burocracia inútil. Porém, quando ocorrem problemas, costumam ser essas as pessoas que reclamam por que os procedimentos corretos adotados pela instituição não foram seguidos. Dentre eles estão os protocolos e rotinas, algumas das quais repetitivas que visa aumentar a segurança e diminuir os erros e falhas, como verificar o nome e procedimento a ser realizado em diferentes momentos do atendimento.

Quem atua na linha de frente do atendimento passa por situações críticas e ingratas com uma frequência maior que muitos imaginam. Quando alguém adoece mostra facetas da sua personalidade pouco conhecida até mesmo para os familiares próximos. Pessoas aparentemente sérias e sóbrias podem surpreender ao mostrar um lado infantil, mimado, agressivo, esnobe etc. mesmo diante de outros clientes. Embora a maioria o faça em ambiente privado que impossibilite o funcionário se defender, como dentro do quarto do hospital. Infelizmente, esse mesmo cliente aparece posteriormente alegando justamente o contrário, como se estivesse sendo destratado pelos funcionários.

Há cliente que parece sentir prazer em humilhar o funcionário que o atende, e instituições que se omitem em amparar seus profissionais após essas situações ocorrerem. Algumas empresas atuam com salas de descompressão ou espaço similar para que o funcionário possa se recuperar e retomar suas atividades com uma situação emocional melhorada. Porém, como inúmeros gestores evitam a linha de frente do atendimento, se recusam a entender e a propor alguma melhoria para esses momentos críticos.

Por mais que todos os profissionais se esforcem em atender todos os pacientes e familiares dentro de suas expectativas, situações difíceis sempre ocorrerão causando a falsa impressão aos demais pacientes e familiares que aguardam o atendimento que algum infortúnio ocorreu durante o atendimento. O objetivo deve ser o de prestar sempre o melhor atendimento, independente do tipo de cliente e da situação vivenciada. Cabe à administração do hospital colocar profissionais preparados para lidar com situações críticas, treinando-os constantemente e apoiando-os através de suporte psicológico e mecanismos de fuga para o alívio da tensão.

Em casos mais graves são as instituições que devem tomar ações enérgicas contra pacientes e familiares que ofendem ou agridem os profissionais e a própria instituição. Vivemos em uma sociedade legal amparada por leis que garante os direitos de todos, portanto pacientes e familiares precisam entender que também precisam respeitar os profissionais de saúde em seu ambiente de trabalho. Mesmo que isso ocorra através da justiça.

Auscultando o paciente

Como ocorre em todas as relações comerciais, nem sempre a relação cliente de saúde-hospital é saudável o tempo todo, podendo gerar insatisfação, descontentamento e até mesmo processos judiciais, muito embora a regra observada seja a satisfação. Quando o problema é com o médico ou com a equipe de enfermagem, ainda são relativamente poucos os que reclamam receosos de alguma retaliação ou prejuízo no atendimento ao cliente, preferem como tantos fazem procurar outro hospital e outro médico.

Embora o hospital seja o tipo de negócio que dificilmente venha a sentir a falta de clientes, poderá ver uma redução sensível do segmento ou tipo de cliente desejado e aumento de demanda de pacientes pouco rentáveis. Clientes e familiares estão cada vez mais cônscios dos seus problemas de saúde, direitos e opções existentes no mercado. Tem aumentado a procura de órgãos de classe como conselhos de medicina e a justiça para reparar danos ou garantir direitos, seja contra médicos, planos de saúde ou hospitais. Ficar atento à relação cliente-hospital e a qualidade do atendimento prestado pode reduzir o desgaste que processos judiciais acarretam para todos.

Diante da possibilidade de se postar em redes sociais em tempo real um serviço sofrível ou deficiente no momento em que esta ocorrendo, ou mesmo de se gravar com qualquer celular uma situação ingrata, aumentou o risco para as instituições e profissionais ter sua imagem maculada por falhas evitáveis. Trata-se de um problema que precisa ser levado em consideração pelos gestores, pois qual a valia em despender fortunas em campanhas publicitárias para atrair novos clientes, se vai perdê-los em poucos minutos depois que adentrarem à sua instituição?

A existência de bons ouvidos em setores como o SAC (Serviço de Atendimento ao Cliente) ou a Ouvidoria, permite que clientes e acompanhantes sintam-se seguros e amparados quando da ocorrência de alguma situação duvidosa ou problema interno. A própria sociedade às vezes cria uma imagem preconceituosa de quem reclama contra algum atendimento ou serviço prestado mesmo que alegue estimulá-la, resultando em fuga para outro serviço de pessoas que preferem procurar outro hospital a ter que enfrentar um processo lento e desgastante para ter seu direito garantido. Na prática ocorre uma fuga de recursos preciosos para outras instituições que oferecem serviços similares ou de melhor qualidade, mesmo a um custo maior.

Muitas das reclamações recebidas pelos serviços de atendimento ao cliente de hospitais são contra médicos, em parte devido ao ainda prevalecente papel divino do médico (ou o medicocentrismo) sendo verdade absoluta e inquestionável seus veredictos, não delegando ao paciente o direito de decidir o tratamento que este queira seguir ou apresentando-lhe o tratamento voltado para as suas convicções e nem sempre aceitando outras possibilidades de tratamento. O tratamento acaba sendo imposto apesar do consentimento leigo e desprovido de outras opções senão a informada (Mezomo).

Há ainda familiares que ao recorrerem a alguns médicos para obter maiores informações são recebidos muitas vezes com antipatia, recebendo respostas apressadas, evasivas, técnicas, vagas ou imprecisas. Não se trata de maus profissionais, mas de médicos que muitas vezes devido à rotina cansativa e o atendimento em diferentes hospitais não podem dar-se ao luxo de dispensar mais que alguns parcos minutos do seu tempo aos pacientes. A busca de outros médicos para resolver o mesmo problema gera um alto custo para todo o sistema e resulta em descrédito pela medicina.

Em momentos de tristeza e dor cada palavra de um médico pode ser pesada e dar margem a diversas interpretações pelos familiares de algum paciente em estado crítico. O médico e escritor Moacyr Scliar escreveu *"Cada palavra dita por um médico ao seu paciente é um veredicto. Assim como o escritor, ele deve avaliar cada palavra e saber usá-la com extremo rigor"*. Outro fator de grande importância no tratamento é cuidar da alma, do espírito e não somente do corpo, do aspecto físico. Conforme Buchalla cita abordando a humanização no atendimento em hospitais, *"...a falta de tecnologia e os recursos discutíveis são compensados por conversas longas e afetuosas. Às vezes é só disso que o paciente precisa."*

Enquanto percebemos um aumento da tecnologia utilizada nos hospitais, percebemos também um aumento da distância entre o médico e o paciente. O contato mesmo que profissional que valoriza as relações humanas tem sido reduzido a cada dia, especialmente quando a confiança entre ambos e no hospital deva ser maximizada pelo processo de entrega da vida para tratamento. O que nem sempre se percebe é que altos investimentos em tecnologia e em equipamentos médicos, não significa necessariamente melhoria nos resultados de diagnósticos ou na precisão deles. Fato este pouco discutido atualmente, até por que há uma imagem no mercado de que quanto mais moderno o hospital mais confiável ele é.

O modelo de hospital brasileiro segue o modelo americano cuja cultura e visão de mundo é bem diferente da nossa. Os custos de saúde ou tratamento nos Estados Unidos são em média 60% superiores aos canadenses e 100% superiores ao modelo europeu. Cada modelo possui as suas especificidades, não significando que o modelo americano seja melhor que o europeu ou canadense. Possuir os mais modernos equipamentos médicos também não é garantia de melhores resultados. A acuidade diagnóstica foi estudada na Alemanha envolvendo os anos de 1958, 1968, 1978 e 1988, resultando na avaliação final de que o uso da tecnologia não melhorou o diagnóstico, embora na época não houvesse equipamentos tão avançados como a ressonância magnética ou ultrassom que hoje atende as novas demandas por novas e antigas doenças.

O Dr. Meyer aborda que a tecnomedicina e os novos métodos terapêuticos adotados nos últimos anos, pode afastar o médico de procedimentos mais humanos e da sua própria capacidade de cuidar de seus clientes.

"Para reencontrar sua responsabilidade plena, o médico deve aprender a medir a capacidade dos meios de que dispõe em relação àqueles que seus antecessores usavam: uma apreciação ponderada da natureza do progresso é indispensável à percepção de suas vantagens e de seus perigos. Para preservar o humanismo da medicina, impõe-se uma reflexão sobre o respeito da personalidade humana que pode ser comprometida por novos métodos terapêuticos, aqueles utilizáveis antes do nascimento e antes da morte."

Muitas vezes os exames ou seus resultados são necessários apenas para justificar o que o médico já sabe; para compensar sua pouca experiência ou perícia; para proteger-se ou resguardar-se em caso de algum processo (medicina defensiva), ou ainda para corroborar o diagnóstico e o prognóstico em casos que envolvam a conduta médica. Não se questiona aqui a necessidade dos exames e sua indiscutível importância para tratamentos em que eles se tornaram imprescindíveis, e sim o espaço excessivo que eles tomaram na medicina moderna substituindo em alguns momentos a capacidade técnica do médico. A percepção do médico e a sua capacidade de penetrar na alma humana para desvendar os problemas que afetam o corpo resultando na doença, ainda não foi suplantado por nenhum equipamento. Eis, talvez, este um dos dons mais belos e divinos que o médico pode possuir.

São inúmeros os profissionais médicos humanos e competentes que atuam nos hospitais. Muitos se doam aos seus pacientes e ao trabalho, pois sequer são reconhecidos como merecem pelo trabalho árduo e heroico que realizam. Alguns trabalham em condições pouco dignas em hospitais que não oferecem uma estrutura decente de suporte, enquanto outros dedicam parte do pouco tempo livre que resta para cuidar dos mais necessitados. Ainda outros subsistem enquanto nos primeiros anos depois de formados até que consigam estabilizar-se profissionalmente e financeiramente.

Porém, é preciso que o papel divino e intocável "não escrito" cultuado pela sociedade sobre os médicos seja repensado em muitos lugares. A Unesp (Universidade do Estado de São Paulo) concluiu um estudo esclarecedor que mostrou uma radiografia dos médicos brasileiros naquele momento. Segundo o estudo:

Percentual	Conclusões do estudo
73%	Reconhecem que já receitaram medicamentos sem conhecer exatamente a composição deles.
71%	Já se esqueceram de avisar o paciente sobre as reações provocadas pelo uso conjunto de dois ou mais remédios.
72%	Dizem que cumprem dupla jornada de trabalho, o que os impede de continuar estudando.
62,5%	Não frequentam congressos médicos.
40%	Não leem publicações médicas ou científicas.

Fonte: Unesp/2004

Administradores e médicos conscientes sabem analisar os recursos que possuem investindo no que seja essencial, não desapercebendo também o lado humano de seus pacientes e profissionais. Estratégias que valorizam antigos conceitos que nunca deixaram de ser modernos como tratar o corpo e a alma do paciente e que acabaram cedendo espaço para conjecturas abstratas precisam mudar. É preciso uma discussão mais aberta entre médicos e gestores e principalmente a atenção do governo para uma das áreas mais importantes que é a saúde, como para os heroicos profissionais que nela atuam serem mais bem tratados para que isso reflita também nos pacientes que procuram o atendimento médico. Como bem escreveu o Dr. Philippe Meyer acerca da importância da presença do médico e do contato com o paciente:

"O tempo de um olhar, a troca de uma palavra ou de um gesto não se medem; a qualidade da presença é para o doente um bem inestimável e deve ser para o médico uma fonte de satisfação. A imagem de um médico não pode ser fugitiva, impenetrável ou ausente. As exigências da técnica, as obrigações administrativas ou econômicas não devem nunca fazer esquecer este dever de humanidade para com aquele que se entrega confiante."

A importância das terapias complementares

A prática da medicina tem como característica o tratamento de sintomas e das doenças conhecida como medicina alopática ou a medicina dos opostos. Com o aumento da conscientização sobre a importância da prevenção a medicina tornou-se holística em contraste com a especializada, aceitando que fatores biopsicossociais possam interferir na perda de harmonia e do equilíbrio interno desencadeando os mecanismos que levam à doença. Embora não sejam amplamente aceitos, há tratamentos voltados para o lado holístico do ser humano com a utilização de meios não convencionais e nem sempre amplamente aceitos como as terapias complementares fora e dentro do ambiente hospitalar visando o bem-estar do paciente.

O objetivo do uso de terapias complementares no ambiente hospitalar não é buscar a cura de alguma doença ou substituir algum tratamento médico, mas de contribuir para a melhora do doente utilizando-se de mecanismos ou técnicas muitas das quais milenares. Essas terapias promovem o bem-estar, minimizam os efeitos da hospitalização e podem melhorar a adesão do paciente ao tratamento. Por muitos anos parte da classe médica tem sido cética e resistente a terapias que não sejam aceitas pela comunidade médica, infelizmente sem levar em conta que outros fatores biológicos e sociais influenciam na melhora física e psicológica do paciente.

Em contraste, em diversos países essas terapias são vistas como complementares ao tratamento, aceitas e bem vindas, inclusive fazendo parte de tratamentos em ambientes não hospitalares. Dois grandes estudiosos desse tema, o Prof. João Viegas Fernandes e a Dra. Filomena Maurício V. Fernandes com diversos trabalhos publicados nesse segmento, mostram a importância da complementaridade desses tratamentos ao modelo de medicina convencional. Felizmente novas áreas da medicina como a nutrologia tem contribuído para comprovar que não são apenas os medicamentos que auxiliam no processo de cura do doente.

A importância de ações complementares ao tratamento médico pode ajudar, por exemplo, um paciente com pouco apetite ter o paladar estimulado através de uma refeição colorida (cromoterapia), que exale um odor agradável (aromaterapia) e que seja saborosa (gastronomia). Não são tratamentos médicos, mas podem contribuir com o bem estar do paciente estimulando-o a aderir ao tratamento, razão pela qual os profissionais de saúde precisam atentar cada vez mais aos meios integrativos e que sempre estiveram presentes no nosso cotidiano. São ações integrativas que minimizam efeitos traumáticos de tratamentos dolorosos ou prolongados, principalmente dentro dos hospitais. Dentre as mais conhecidas estão:

❖ **Cromoterapia**

As cores sempre exerceram uma influência muito grande no comportamento humano, tanto que estão inseridas no contexto cultural de praticamente todos os povos do mundo. A cromoterapia tem sido considerada por muitos especialistas como um meio eficaz de estabelecer ou restabelecer o equilíbrio e a harmonia emocional, mental e física através da utilização de cores no ambiente ou com a aplicação direta no ser humano. É inegável que algumas cores podem deixar as pessoas depressivas como o preto ou alertas e agitadas como o vermelho. Dentro do ambiente hospitalar assume uma importância ainda maior devido o paciente estar vulnerável às influências externas afetando inconscientemente o lado emocional e psicológico.

Diante dessa constatação, os hospitais deveriam atentar mais ao uso das cores nas roupas, no mobiliário, piso, paredes e principalmente dentro das unidades de internação, pois interferem na rotina e bem-estar não apenas dos pacientes como também dos profissionais de saúde. As cores podem influenciar de forma diferente o organismo humano causando irritação ou agitação, sonolência e tranquilidade ou agindo como um sedativo natural. A utilização das cores adequadas ao espaço resulta em menor estresse emocional dos pacientes, fugindo das cores opacas e insossas na maioria dos hospitais.

Áreas como a recepção de visitantes e de escrituração podem receber cores mais fortes e vivas como faixas, listras ou em partes de paredes visando manter os profissionais da área alertas, sem desgastá-los e motivando os visitantes a permanecer menos tempo no local. A luminosidade também deve ser observada, deixando o ambiente mais claro, embora deva estar de acordo com as normas locais. Corredores e áreas de circulação podem receber cores fortes em parte das paredes ou nos pisos estimulando a agilidade e mantendo o sentido dos transeuntes aguçados, além de grafismos nos pisos e paredes que conduzam as pessoas inconscientemente a salas de espera e saídas. Nas áreas livres e abertas a cor precisa ser uma replicadora da luz do sol, iluminando as demais áreas do edifício.

Os apartamentos podem utilizar painéis em tons de madeira na parede onde está a régua de gases, podendo inclusive ocultá-las sob o painel. Além dos tons pastéis, pode-se utilizar o azul e o verde claro com diferentes matizes, que são cores calmantes e tranquilizadoras. Os corredores de pediatrias e brinquedotecas precisam receber cores alegres com desenhos em cores fortes como o vermelho, amarelo, azul e laranja, podendo ser aplicados parcialmente no piso e em paredes. Tons de amarelo claro e cinza claro também podem ser aplicados em salas de atendimento aos pacientes. Apesar de estar presente em todos os lugares, o branco é uma cor universal que denota pureza, limpeza e harmonia não sendo possível prescindir dela em diversos ambientes, porém preferencialmente com a utilização de outra com destaque ou direcionando a atenção do olhar.

As cores podem ser utilizadas também para criar a impressão de amplitude em hospitais cujos espaços exíguos costumam ser muito disputados. Quando o teto é baixo deve-se pintar o teto com cor mais clara que as paredes para causar a impressão de elevação. Para se rebaixar o teto, faz-se o inverso pintando o teto com uma cor mais escura do que as paredes. O branco aumenta a sensação de espaço enquanto o preto causa a sensação de aperto. Algumas cores são utilizadas por terapeutas para reduzir a ansiedade ou angústia, enquanto outras como um tranquilizante natural do ambiente.

Obviamente as cores das paredes do quarto não vão curar o paciente dentro do hospital, contudo contribuirá tornando a estada mais agradável e afetando o estado de ânimo deste durante o tratamento. Igualmente, as cores mais fortes se usadas nos ambientes corretos e na extensão adequada aos espaços não vão adoecer o paciente ou deixar os profissionais fatigados. O uso de cores alegres e vivas torna o ambiente hospitalar menos pesaroso e apático, afetando a disposição e humor de pacientes, visitantes e dos profissionais, principalmente em espaços coletivos e de interação constante. Utilizadas com fontes em locais estratégicos, jardins de inverno ou internos e esculturas, muda-se o frio e rígido padrão hospitalar transformando o ambiente em um local bem mais acolhedor e agradável.

❖ **Aromaterapia**

A utilização de aromas, perfumes, óleos e outros extratos que exalam odores agradáveis são utilizados há milênios por gregos, egípcios, romanos e chineses para tratamento de doentes ou visando o bem-estar físico e mental. A utilização de essências aromáticas tem sido aplicada largamente nas terapias complementares de culturas indianas e chinesas procurando estimular o olfato através do perfume, da inalação de vapores ou na utilização de unguentos e óleos para massagens por suas características anti-inflamatórias, analgésicas, antissépticas e relaxantes. As essências podem ser relaxantes, estimulantes, cicatrizantes, afrodisíacas, tonificantes ou ter outra ação como ser antidepressiva. A composição de determinadas plantas e óleos podem gerar novas essências aromáticas com diferentes benefícios físicos e psicológicos.

Uma das características do ambiente hospitalar é a ausência de cheiro em alguns ambientes, em outros é nítido o cheiro de medicamentos ou odores de limpeza. Embora a premissa seja de evitar odores, a suavidade e leveza de alguns aromas que podem até parecer imperceptíveis aos desatentos tem um efeito positivo na memória e circulação do público interno e flutuante nos hospitais.

O olfato do paciente é capaz de identificar facilmente o perfume de um enxoval bem lavado ou de uma alimentação preparada com esmero. O aroma dos alimentos associado ao sabor pode produzir agradáveis sensações ao paciente internado. Por maior que seja a resistência dentro dos hospitais, o que os profissionais de saúde precisam entender é que os aromas e perfumes não visam substituir nenhum tratamento e sim causar sensações positivas que auxiliarão no atendimento prestado ao paciente. Obviamente há pacientes alérgicos a alimentos e perfumes, algo que a assistência identifica normalmente evitando-os.

❖ **Musicoterapia**

A musicoterapia tem sido entendida como a utilização da música e outros sons para estímulo, recuperação e reabilitação mental, social e física do indivíduo na sociedade. Tem sido utilizada na reabilitação de indivíduos com distúrbios mentais, de fala ou de audição, especialmente aqueles que sofreram algum acidente vascular ou acidentes que comprometeram alguma das funções do sentido. A utilização é bastante ampla para estimular o aprendizado e a integração social devido às suas características provocando um relaxamento e entrosamento entre as pessoas.

Há muito tempo já se sabe que a música estimula várias funções do cérebro sendo utilizada de forma bem sucedida com crianças desde cedo, para que tenham um sono tranquilo ou ainda para estimular o desenvolvimento intelectual da criança e do adolescente. Acrescente-se a isso os benefícios que a música traz como a paz, a tranquilidade e a felicidade. No contexto hospitalar não é diferente, embora não substitua o tratamento médico, a musicoterapia pode ser utilizada de forma bem sucedida durante a hospitalização. Mesmo quando não há indicação, a música exerce um efeito positivo no humor e na predisposição do paciente em aceitar a intervenção médica. Independentemente de estudos científicos, apresentações musicais são sempre agradáveis principalmente quando alcançam o paciente.

O ambiente hospitalar também pode e deve fruir da música, com apresentações e concertos não apenas do seu coral. Muitos médicos cientes dos benefícios da música também têm incentivado seus pacientes a utilizar mais este recurso como terapia complementar para doenças como artroses, Alzheimer etc. Quando a música vem ao hospital deveria chegar principalmente ao paciente. Inúmeros hospitais em praticamente todos os continentes realizam apresentações musicais em salas de espera e halls, beneficiando seus pacientes durante a espera ou em trânsito, além dos profissionais e visitantes que ouvem e se deleitam com melodias de pianos, violinos e outros instrumentos.

O que precisa ocorrer com maior intensidade é a música chegar ao paciente hospitalizado, pois na maioria das vezes este fica distante ou não participa das apresentações. Especialmente nas internações prolongadas o paciente não tem contato com o mundo exterior senão pela televisão. Embora seja difícil a logística é preciso tornar a música acessível ao paciente, os que podem deambular ou serem transportados sem risco podem participar de recitais e outras apresentações fora do leito, ainda que precise ocorrer em ambiente exclusivo para eles. A música passa a ser mais que um cartão de visitas da instituição para o público flutuante, buscando atingir também o paciente que deveria ser o objetivo da ação e o maior beneficiado.

❖ Gastronomia

Já faz tempo que a comida nos hospitais existia apenas para suprir a necessidade de alimentação dos pacientes. A terminologia foi adequada para "gastronomia" refletindo as preferências alimentares de pacientes, familiares e profissionais nos hospitais. Nos últimos anos os nutricionistas perceberam a importância de uma alimentação saborosa no cardápio dos pacientes, processo iniciado com a inserção de *chefs* (cozinheiros) em alguns hospitais e posteriormente com a adesão dos médicos que perceberam que a alimentação também contribui para o bem-estar do paciente.

Algo já sabido anteriormente, mas que precisou ser corroborado por estudos para ser amplamente aceito, trata-se da importância da alimentação nos hospitais que pode carregar aromas, sabores e cores estimulando a visão, o olfato e o paladar. Pode-se inclusive inserir ingredientes que trazem à lembrança do paciente sua memória gustativa, o sabor da comida caseira à qual esteja acostumado. Com a tecnologia facilitando a distribuição e manutenção do sabor enquanto a comida está aquecida, tornou possível a existência de cardápios personalizados que atendam aos paladares mais exigentes e rapidamente após a preparação.

Mesmo em casos cuja restrição alimentar é maior, ainda assim é possível atuar com criatividade na apresentação da alimentação e na decoração dos pratos. A atenção precisa envolver também as louças e talheres exaltando todo o conjunto. Todos os profissionais do setor de gastronomia precisam envolver-se no processo, desde a copeira ou garçom que serve e recolhe as louças notando alguma reação negativa do paciente às nutricionistas que podem realizar visitas diárias aos pacientes para perceber suas preferências e adequar o cardápio. Transformar a necessidade de alimentação em uma experiência agradável e saborosa contribui com a melhora do paciente e com a promoção da imagem do hospital no mercado.

Esta, talvez, seja uma das facetas mais evidentes da mudança de mentalidade dentro dos hospitais ultimamente, com a inserção de profissionais médicos e assistenciais atuando com nutricionistas na atenção à alimentação do paciente. É realmente interessante como em poucos anos muitos dos profissionais de saúde que ignoravam a gastronomia dentro dos hospitais, agora escrevem e abordam como sua introdução melhora a imagem da instituição e estimula a alimentação por parte do paciente.

Outras terapias e serviços podem ser utilizados de forma bem sucedida, dependendo da instituição e do médico. Normalmente o que se percebe é a resistência médica em desenvolver ações dessa natureza nos hospitais, devido a não comprovação científica direta dos benefícios auferidos pelas terapias complementares. Apesar de reconhecidamente benéfica e como não se trata de algo essencial dentro do ambiente hospitalar, algumas terapias tem sido pouco utilizadas, com exceção da musicoterapia ou a crescente importância da gastronomia. Espera-se que com o tempo e novos estudos, médicos e gestores hospitalares percebam como ações dessa natureza que vão além da complementaridade sendo integrativas ao cuidado médico, contribuem para o bem-estar do paciente e agrega valor ao produto "tratamento" oferecido pelos hospitais.

"Há situações em que não existe tratamento e o paciente vai morrer inevitavelmente. Nesses casos, é dever do médico conversar com a família e decidir o que é melhor para garantir um fim digno e sem sofrimento. [...] Sou oncologista. Durante meus anos de prática médica, tive de vivenciar, centenas de vezes, situações em que não existe tratamento capaz de diminuir um tumor e em que o paciente vai morrer inevitavelmente. Nesses casos, acho que é dever do médico conversar com a família e decidir o que é melhor para garantir ao paciente um fim digno, sem sofrimento, como tornar menos dolorosas as últimas semanas ou meses. Só uma pessoa totalmente insensível negaria a um paciente o direito de morrer quando a vida se torna pior do que a morte."

Dr. Ezekiel Emanuel

Capítulo 3

DIREITOS E DEVERES DO PACIENTE

Um dos grandes problemas enfrentado pelos pacientes nos hospitais é primeiramente conhecer seus direitos e então fazer o uso adequado deles, desde que também conheça seus deveres e respeite os limites estipulados pela instituição. Durante décadas a submissão ao tratamento tem sido vista como obrigação do paciente e o questionamento como rebeldia ou desrespeito à tão propagada "ordem médica". Por outro lado, muitos pacientes em alguns momentos abusam do que pensa ser seu direito ao desrespeitar, questionar de forma inapropriada, ofender e até mesmo agredir verbal e fisicamente o profissional de saúde que o atende.

Cabe primeiramente ao paciente a autonomia sobre o seu corpo e a decisão sobre o tratamento que deseja aceitar ou recusar. Nos hospitais isso fica documentado através do termo de consentimento informado que deve ser assinado pelo paciente e/ou pelo responsável antes de qualquer intervenção. O Código de Ética Médica (CFM 1931/2009) no capítulo IV abordando os Direitos Humanos, cita nos artigos 22 e 31 que é vedado ao médico: Art. 22: "Deixar de obter consentimento do paciente ou seu representante legal após esclarecê-lo sobre o procedimento a ser realizado, salvo em caso de risco iminente de morte." E no Art. 31: "Desrespeitar o direito do paciente ou de seu representante legal de decidir livremente sobre a execução de práticas diagnósticas ou terapêuticas, salvo em caso de risco iminente de morte".

Assim, o paciente ou seu representante legal tem o direito de opinar, questionar ou recusar algum tratamento definido como o mais benéfico do ponto de vista médico. Cabe ao médico esclarecer as dúvidas do paciente de forma clara e da forma que este possa entender. Normalmente os conflitos ocorrem em casos de urgência e emergência quando há o risco iminente de morte do paciente e o médico age para salvar a vida do paciente e resguardar-se, podendo ser processado por não agir para proteger aquela vida. Dessa forma, quando há o risco iminente de morte cessa a autonomia do paciente e de seu representante legal, e esta automaticamente se transfere para o médico que possui o dever de agir evitando ser caracterizado como crime de omissão de socorro.

Uma análise cuidadosa de muitos dos conflitos que surgem nos hospitais mostra que parte do problema está na comunicação ineficiente ou a falta desta com o paciente ou seu responsável legal. Inclusive informar o paciente de que em determinadas circunstâncias o médico agirá independente de sua vontade. Por outro lado, os profissionais de saúde precisam dissociar o "direito" de determinar o tratamento baseado nas suas convicções pessoal e ética e respeitar mais a decisão consciente do paciente e da família, mesmo que acarrete riscos como o de morte.

Mas, o que fazer quando o cliente está certo que não será ouvido em suas solicitações e desejos? Vários hospitais criaram sistemas de atendimento ao cliente (SAC) e Ouvidorias para quem deseja reclamar pelos serviços prestados ou por não ter um direito respeitado. Esses departamentos se mostraram de enorme valia, pois as informações obtidas são indicadores do que vai mal ou bem na instituição, pois tão importante quanto ouvir bem o cliente, é utilizar bem esses dados para produzir melhorias nos setores reclamados. Cabe ao ouvidor analisar o que está errado ou se simplesmente o paciente é rebelde ou resistente recusando-se a seguir os protocolos definidos pela instituição e encontra ali um canal para desabafar suas insatisfações pessoais.

Dentre os direitos dos pacientes estão assegurados à proteção a vida e a segurança, ser informado sobre o tratamento e os serviços que lhe serão prestados antes destes ocorrerem para que possa aceitar ou recusar, escolher o médico que o atenderá, o acesso às informações a seu respeito inclusive às contas detalhadas das despesas do seu tratamento, levar consigo exames realizados dentre outros de maior ou menor importância dependendo da sua necessidade.

Um dos direitos mais importantes e que tem sido negligenciado é o do respeito ao tempo do paciente. Uma das reclamações mais comuns em consultórios e hospitais é a demora no atendimento em consultas médicas, na realização de exames e procedimentos como cirurgias. É preciso analisar a situação sob dois vieses, o primeiro envolvendo a percepção do paciente quanto ao tempo e o segundo acerca da demora de fato.

Se esperar para entrar em um cinema ou em um parque de diversões é cansativo e desagradável, pior ainda quando se está com dor, incomodado ou mesmo acompanhando alguém em um hospital. Enquanto para quem está trabalhando e atendendo pacientes o tempo passa rapidamente, para quem está esperando parece ser uma espera interminável e tem-se muitas vezes a percepção que está demorando mais do que deveria. Principalmente quando o local de espera está quente ou sem a ventilação necessária, lotado, com pouco espaço ou sem alguma distração com o próprio ambiente estimulando as reclamações.

Para o paciente ou acompanhante cada minuto pode representar um tempo maior do que realmente é, trazendo muita inquietação se não for corretamente informado de quanto tempo levará para os resultados serem obtidos ou ocorrer a liberação. É perfeitamente possível informar ao paciente e seus familiares o tempo que levará entre a coleta ou realização e resultado de alguns exames, e isso evita reclamações e insatisfação com o tempo necessário e real de alguns exames e procedimentos. Sabendo quanto tempo é preciso para se fazer e receber o resultado de um exame libera os familiares e instituição nesse período. Porém, é importante lembrar que uma promessa feita precisa ser cumprida.

Normalmente o que ocorre é uma demora acima do normal em consultórios e clínicas em que a espera pode ultrapassar uma hora. Trata-se de uma forma de desrespeito ao tempo do paciente que é cobrado para chegar antecipadamente às consultas, podendo ser atendido muito tempo depois. Os casos onde os próprios pacientes atrasam são mínimos se comparado com o atraso dos médicos. Muitos atrasos são justificados com escusas acerca do trânsito, cirurgias ou atendimentos de urgência dentre outros e que nem sempre são verdadeiros. Em outros casos quebra ou falha de equipamento, encaixes de urgência, agendas sem folga e intercorrências durante os procedimentos tentam justificar os atrasos.

O fato é que, normalmente é o direito do paciente de ser atendido na hora certa que deve ser respeitado, cabendo a médicos e instituições de saúde agir para eliminar esse hábito comum no Brasil de fazer o paciente esperar além do necessário e sem ser avisado. Muitas vezes uma simples reclamação do paciente pelo atraso no atendimento gera raiva e fúria do atendente e do médico, enquanto que o inverso não é aceito pelo profissional de saúde. Há médicos que avisam ao reclamante para procurar outro profissional de saúde se este reclama do atraso em sua consulta, o que mostra um completo desrespeito ao tempo do paciente.

Um dos maiores avanços pelos direitos do paciente em instituições de saúde ocorreu em 17 de março de 1999, quando foi aprovada Lei Estadual nº 10241, que aborda os direitos dos usuários de serviços de saúde pelo então Governador do estado de São Paulo e paciente Mário Covas, ficando conhecida como "Lei Covas". Considerada por muitos um grande avanço a lei permite que o paciente bem informado possa consentir ou recusar livremente de forma voluntária e esclarecida sobre um tratamento, exame ou procedimento que venha a ser realizado.

Outros itens que merecem ser mencionados mostra a importância de que durante o tratamento o paciente não perca seu nome, dignidade e autonomia, assim como saber quem cuida e exatamente o que está sendo realizado e talvez a parte mais humana, optar pelo local da morte. O benefício da lei não está restrito apenas ao paciente, envolve um cuidado melhorado que estimula profissionais e instituições de saúde a reduzir erros e falhas como medicar e tratar o paciente com a medicação certa e o procedimento correto.

Embora o que torne a lei válida seja sua aplicação real para que não se transforme em letra morta, cabe aos médicos e profissionais de saúde entender sua importância e segui-la, enquanto que pacientes e familiares podem cobrar as instituições que cuidam de sua saúde para que seja colocada em prática. Embora não seja aceitável, é demasiado grande o número de gestores hospitalares que sabem da existência de leis que protegem o paciente, muitas das quais estão obrigatoriamente afixadas ou disponibilizadas para consulta nos locais de atendimento, mas que sequer as leram ou conhecem o seu conteúdo.

Se inúmeros gestores não estão cientes do conteúdo das leis, menos ainda seus funcionários que não conseguem ver nelas nenhuma utilidade prática, senão quando também se tornam usuários dos serviços de saúde ou respondem às autoridades por alguma falha ou erro cometido. Este aspecto necessita de mudança nas instituições de saúde, com os gestores e funcionários sendo informados e treinados acerca do teor da legislação aplicada em sua área.

Direitos dos usuários de serviços de saúde

Leis são publicadas e tornam-se válidas diariamente, muitas delas afetam nossas vidas ou o nosso trabalho. Deveria ser comum o gestor discutir com sua equipe as implicações de cada nova lei no trabalho que desempenham. Se não possuem tal habilidade, o departamento jurídico poderia fazer isso de forma clara e numa linguagem leiga para que não reste dúvidas. Isso tornará todos os profissionais mais conscientes dos direitos e deveres dos pacientes, assim como das implicações para si mesmos no desempenho de suas atividades.

Abaixo está uma das principais leis que afeta diretamente a linha de frente do atendimento e da assistência no Estado de São Paulo. Não se trata de uma abordagem exaustiva sobre legislação, mas de entender que existem leis que impactam na rotina dos profissionais que estão em contato diariamente com os clientes de serviços de saúde, tenha ou não conhecimento dela. Da proibição à solicitação de caucionamento nas emergências à responsabilidade pela omissão, todos os gestores deveriam ler e discutir o impacto dessas leis nas rotinas de suas equipes. Profissionais bem informados estarão sempre melhor preparados para lidar com o imprevisto.

Lei Estadual n° 10.241/1999 - Dos direitos dos usuários de serviços de saúde

Artigo 1° - A prestação dos serviços e ações de saúde aos usuários, de qualquer natureza ou condição, no âmbito do Estado de São Paulo, será universal e igualitária, nos termos do artigo 2° da Lei Complementar n° 791, de 9 de março de 1995.

Artigo 2° - São direitos dos usuários dos serviços de saúde no Estado de São Paulo:

I - ter um atendimento digno, atencioso e respeitoso;

II - ser identificado e tratado pelo seu nome ou sobrenome;

III - não ser identificado ou tratado por:

a) números;

b) códigos; ou

c) de modo genérico, desrespeitoso, ou preconceituoso;

IV - ter resguardado o segredo sobre seus dados pessoais, através da manutenção do sigilo profissional, desde que não acarrete riscos a terceiros ou à saúde pública;

V - poder identificar as pessoas responsáveis direta e indiretamente por sua assistência, através de crachás visíveis, legíveis e que contenham:

a) nome completo;

b) função;

c) cargo; e

d) nome da instituição;

VI - receber informações claras, objetivas e compreensíveis sobre:

a) hipóteses diagnósticas;

b) diagnósticos realizados;

c) exames solicitados;

d) ações terapêuticas;

e) riscos, benefícios e inconvenientes das medidas diagnósticas e terapêuticas propostas;

f) duração prevista do tratamento proposto;

g) no caso de procedimentos de diagnósticos e terapêuticos invasivos, a necessidade ou não de anestesia, o tipo de anestesia a ser aplicada, o instrumental a ser utilizado, as partes do corpo afetadas, os efeitos colaterais, os riscos e consequências indesejáveis e a duração esperada do procedimento;

h) exames e condutas a que será submetido;

i) a finalidade dos materiais coletados para exame;

j) alternativas de diagnósticos e terapêuticas existentes, no serviço de atendimento ou em outros serviços; e

1) o que julgar necessário;

VII - consentir ou recusar, de forma livre, voluntária e esclarecida, com adequada informação, procedimentos diagnósticos ou terapêuticos a serem nele realizados;

VIII - acessar, a qualquer momento, o seu prontuário médico, nos termos do artigo 3º da Lei Complementar nº 791, de 9 de março de 1995;

IX - receber por escrito o diagnóstico e o tratamento indicado, com a identificação do nome do

profissional e o seu número de registro no órgão de regulamentação e controle da profissão;

X - vetado:

XI - receber as receitas:

a) com o nome genérico das substâncias prescritas;

b) datilografadas ou em caligrafia legível;

c) sem a utilização de códigos ou abreviaturas;

d) com o nome do profissional e seu número de registro no órgão de controle e regulamentação da profissão; e

e) com assinatura do profissional;

XII - conhecer a procedência do sangue e dos hemoderivados e poder verificar, antes de recebê-los, os carimbos que atestaram a origem, sorologias efetuadas e prazo de validade;

XIII - ter anotado em seu prontuário, principalmente se inconsciente durante o atendimento:

a) todas as medicações, com suas dosagens, utilizadas; e

b) registro da quantidade de sangue recebida e dos dados que permitam identificar a sua origem, sorologias efetuadas e prazo de validade;

XIV - ter assegurado, durante as consultas, internações, procedimentos diagnósticos e terapêuticos e na satisfação de suas necessidades fisiológicas:

a) a sua integridade física;

b) a privacidade;

c) a individualidade;

d) o respeito aos seus valores éticos e culturais;

e) a confidencialidade de toda e qualquer informação pessoal; e

f) a segurança do procedimento;

XV - ser acompanhado, se assim o desejar, nas consultas e internações por pessoa por ele indicada;

XVI - ter a presença do pai nos exames pré-natais e no momento do parto;

XVII - vetado;

XVIII - receber do profissional adequado, presente no local, auxílio imediato e oportuno para a melhoria do conforto e bem estar;

XIX - ter um local digno e adequado para o atendimento;

XX - receber ou recusar assistência moral, psicológica, social ou religiosa;

XXI - ser prévia e expressamente informado quando o tratamento proposto for experimental ou fizer parte de pesquisa;

XXII - receber anestesia em todas as situações indicadas;

XXIII - recusar tratamentos dolorosos ou extraordinários para tentar prolongar a vida; e

XXIV - optar pelo local de morte.

§ 1º - A criança, ao ser internada, terá em seu prontuário a relação das pessoas que poderão acompanhá-la integralmente durante o período de internação.

§ 2° - A internação psiquiátrica observará o disposto na Seção III do Capítulo IV do Título I da Segunda Parte da Lei Complementar n° 791, de 9 de março de 1995. Artigo 3° - Vetado:

Artigo 4° - Vetado:

> **Artigo 5°** - Vetado.
>
> **Parágrafo único** - Vetado.
>
> **Artigo 6°** - Esta lei entrará em vigor na data de sua

publicação.

O Estatuto da Criança e do Adolescente

Outro avanço em questões sociais de amplo espectro é o Estatuto da Criança e do Adolescente que dispõe sobre as garantias principalmente às crianças e adolescentes vítimas de maus tratos ou em situações de risco. Encerra a preocupação do hospital em atentar a fatores que alertem para problemas familiares e também para que os pais tenham a liberdade de escolha do tratamento e de acompanhamento, sendo comunicados de forma clara quando algo não for possível.

O atendimento a crianças em hospitais abrange alguns cuidados que envolve desde o cuidado com a vida, à sua proteção, manutenção da sua saúde e bem-estar extrapolando os limites físicos do consultório. Em maternidades tem sido aprimorada a segurança para evitar trocas ou roubo de bebês, sendo atualmente rara a ocorrência. Principalmente em pediatrias, o acesso precisa ser restrito e a checagem de acesso rígida ou através de sistema eletrônico onde apenas os cadastrados possam acessar. Há países cujas pulseiras de bebês possuem chips que travam automaticamente as portas por onde o bebê for levado, podendo ser destravada apenas por funcionários autorizados. Obviamente isso gera reclamações que são eliminadas quando a orientação ocorre com antecedência ou se mostra a importância para a segurança da criança.

Os maus tratos à criança e ao adolescente são ainda mais comuns no Brasil do que se imagina, nem sempre evidenciados por lesões aparentes na pele ou por meios visíveis. Alguns casos podem ser percebidos pelo enfermeiro ao fazer a triagem ou pelo médico durante o atendimento, principalmente quando são casos de trauma e se este estiver atento à comunicação entre o menor e os pais. Um exemplo da importância da percepção que extrapola os limites do consultório ocorreu com a prisão do austríaco Josef Fritzl, que manteve sua filha presa no porão por 24 anos e com quem teve vários filhos. A detecção de uma doença genética comum às relações incestuosas alertou os médicos que algo não estava correto com o relato da mãe e a doença da filha, revelando a monstruosidade que abalou a Áustria e chocou o mundo. Difícil imaginar ou dimensionar por quanto tempo o sofrimento da mãe e das crianças teria se perpetuado caso esses médicos zelosos não tivessem dado a devida atenção ao problema.

Os maus tratos podem ocorrer até mesmo dentro dos hospitais longe dos olhos da equipe assistencial por pais despreparados, agressivos, usuários de drogas e que manifestam cansaço pela demora na recuperação da saúde da criança. É preciso estar atento a sinais comprometedores emanados pelos menores, tendo a percepção de que dificilmente as crianças costumam culpar seus pais por agressões ou abusos cometidos, considerando-se normalmente como culpadas pelo seu sofrimento.

Quando se percebe que algo não está correto é de suma importância acionar profissionais como psicólogos e assistentes sociais para avaliação, e caso detectada a ocorrência de situações dessa natureza comunicar o Conselho Tutelar ou outra autoridade que precise ser avisada com presteza para que as medidas mais adequadas sejam tomadas. Muitas vezes a origem do problema está ligada à incapacidade dos pais em lidar com ele, o que a ajuda especializada do próprio hospital pode resolver.

O Estatuto da Criança e do Adolescente é uma lei federal de 13 de julho de 1990, considerada avançada e que também pode ser utilizada tanto pelos pais quanto pela instituição de saúde, quando uma das partes julgar que possui algum direito que não está sendo respeitado. É um texto abrangente que neste capítulo focará apenas a parte direcionada às instituições de saúde. É de suma importância que os gestores de hospitais orientem todos os funcionários a entender e atender ao que determina o estatuto, evitando dissabores e problemas evitáveis decorrentes de desatenção ou negligência. Não é incomum o pai ou a mãe que acompanha a criança responder a processos por agressão, maus tratos, homicídio ou tráfico de drogas sem que isso seja levado em conta durante a hospitalização.

Algumas vezes devido a fatores como limitação física, excesso de demanda ou motivos de força maior, seguir fielmente o estatuto pode se tornar uma tarefa difícil. Cabe, portanto, aos gestores treinar, promover cursos e eventos sobre o tema além de orientar sua equipe a como lidar com as situações que surgirem de forma clara e transparente.

É digno de nota que os gestores das instituições de saúde não preparam seus funcionários adequadamente, principalmente os da área administrativa para lidar com situações cotidianas ou críticas dessa natureza, presumindo que todos sabem lidar com os problemas que surgirem, ainda que não sejam atípicos. Mesmo os profissionais mais bem preparados enfrentam situações inusitadas, mais difícil ainda para os funcionários que realizam a maior parte do atendimento e não recebem a orientação adequada.

Lei n° 8.069/1990 – Dos Direitos da Criança e do Adolescente
Título II: dos Direitos Fundamentais
Capítulo I: do Direito à Vida e à Saúde

Art. 7° A criança e o adolescente têm direito a proteção à vida e à saúde, mediante a efetivação de políticas sociais públicas que permitam o nascimento e o desenvolvimento sadio e harmonioso, em condições dignas de existência.

Art. 8° É assegurado à gestante, através do Sistema

Único de Saúde, o atendimento pré e perinatal.

§ 1º A gestante será encaminhada aos diferentes níveis de atendimento, segundo critérios médicos específicos, obedecendo-se aos princípios de regionalização e hierarquização do Sistema.

§ 2º A parturiente será atendida preferencialmente pelo mesmo médico que a acompanhou na fase pré-natal.

§ 3º Incumbe ao poder público propiciar apoio alimentar à gestante e à nutriz que dele necessitem.

§ 4º Incumbe ao poder público proporcionar assistência psicológica à gestante e à mãe, no período pré e pós-natal, inclusive como forma de prevenir ou minorar as consequências do estado puerperal. (Incluído pela Lei nº 12.010, de 2009)

§ 5º A assistência referida no § 4º deste artigo deverá ser também prestada a gestantes ou mães que manifestem interesse em entregar seus filhos para adoção. (Incluído pela Lei nº 12.010, de 2009)

Art. 9º O poder público, as instituições e os empregadores propiciarão condições adequadas ao aleitamento materno, inclusive aos filhos de mães submetidas a medida privativa de liberdade.

Art. 10. Os hospitais e demais estabelecimentos de atenção à saúde de gestantes, públicos e particulares, são obrigados a:

I - manter registro das atividades desenvolvidas, através de prontuários individuais, pelo prazo de dezoito anos;

II - identificar o recém-nascido mediante o registro de sua impressão plantar e digital e da impressão digital da mãe, sem prejuízo de outras formas normatizadas pela autoridade administrativa competente;

III - proceder a exames visando ao diagnóstico e terapêutica de anormalidades no metabolismo do recém-nascido, bem como prestar orientação aos pais;

IV - fornecer declaração de nascimento onde constem necessariamente as intercorrências do parto e do desenvolvimento do neonato;

V - manter alojamento conjunto, possibilitando ao neonato a permanência junto à mãe.

Art. 11. É assegurado atendimento integral à saúde da criança e do adolescente, por intermédio do Sistema Único de Saúde, garantido o acesso universal e igualitário às ações e serviços para promoção, proteção e recuperação da saúde. (Redação dada pela Lei nº 11.185, de 2005)

§ 1º A criança e o adolescente portadores de deficiência receberão atendimento especializado.

§ 2º Incumbe ao poder público fornecer gratuitamente àqueles que necessitarem os medicamentos, próteses e outros recursos relativos ao tratamento, habilitação ou reabilitação.

Art. 12. Os estabelecimentos de atendimento à saúde deverão proporcionar condições para a permanência em tempo integral de um dos pais ou responsável, nos casos de internação de criança ou adolescente.

Art. 13. Os casos de suspeita ou confirmação de maus-tratos contra criança ou adolescente serão obrigatoriamente comunicados ao Conselho Tutelar da respectiva localidade, sem prejuízo de outras providências legais.

Parágrafo único. As gestantes ou mães que manifestem interesse em entregar seus filhos para adoção serão obrigatoriamente encaminhadas à Justiça da Infância e da Juventude. (Incluído pela Lei nº 12.010, de 2009)

Art. 14. O Sistema Único de Saúde promoverá programas de assistência médica e odontológica para a prevenção das enfermidades que ordinariamente afetam a população infantil, e campanhas de educação sanitária para pais, educadores e alunos.

Parágrafo único. É obrigatória a vacinação das crianças nos casos recomendados pelas autoridades sanitárias.

O Estatuto do Idoso

Com o envelhecimento de parte expressiva da população mundial é natural que se aumente a atenção para essa parcela da sociedade que tem envelhecido com certa medida de saúde, impactando também nos sistemas de saúde e de previdência. Um crescente problema tem sido a negligência pelos mais jovens, empresas e até pelo governo principalmente na maioria dos centros urbanos de grandes cidades. Com necessidades diferenciadas dos demais, o cabelo grisalho já não representa para a sociedade moderna as mesmas referências positivas de décadas atrás quando imperava o respeito aos idosos. Assim, quando a educação e o respeito com os idosos deixam de ser um hábito e costume diário, surgem leis que possam dar garantias como a prioridade de atendimento nas instituições públicas e privadas, lugares reservados no transporte público e vagas especiais em estacionamento.

Além de fragilizados, muitos idosos perderam a autonomia e podem ser vítimas de abusos ou explorados, conforme a mídia vez por outra traz a atenção do público. Parte desse problema ocorre no próprio seio familiar que encara o idoso como uma carga a mais e não uma referência, embora os maus tratos também ocorram em outros locais de assistência ao idoso como casas de repouso e instituições públicas. O abandono tem sido a característica mais comum observada nos hospitais, com as desculpas de muitos filhos e familiares que estão ocupados demais para uma visita de meia hora.

Muitas vezes os familiares arcam com os custos e cuidados profissionais para "se livrar" do idoso, colocando-o em casas de repouso e residenciais quando não existe ainda essa necessidade e há a possibilidade de permanência no seio familiar. O abandono pode ocorrer de forma sutil com a ausência prolongada, a falta de atenção, escusas de que não se consegue conviver com as manias mostradas por alguns idosos e até mesmo esquecendo-se de sua existência. Há situações onde o idoso se transforma em um empecilho para acesso a herança ou bens que precisam ser vendidos. Não é incomum filhos e demais familiares solicitarem que seus pais idosos assinem procurações no leito hospitalar, inclusive em horários incomuns ou na ausência dos demais familiares.

Similar ao atendimento de menores, maus tratos e outras

características de abandono podem ser observadas desde a triagem ou durante o atendimento médico. Em muitos casos, a equipe assistencial pode detectar distúrbios ou hematomas relacionados a agressões durante o tratamento. Como também pode ser observado nos casos relatados na mídia, muitas vezes os familiares realmente desconhecem o que ocorre, estando o idoso nas mãos de cuidadores despreparados e inescrupulosos.

Porém, o problema não é apenas externo, ocorrendo também durante a hospitalização do idoso. Devido a idade e naturalmente com a saúde fragilizada ou necessidades específicas de tratamento, são nas instituições de saúde que o cuidado é otimizado com o suporte de medicamentos, equipamentos e pela atenção dispensada pelos profissionais de saúde. É indispensável uma atenção constante a este grupo que costuma permanecer internado por longos períodos para identificar os riscos, situações como abandono de incapaz e de maus tratos por familiares e/ou cuidadores. Principalmente quando os familiares deixam como acompanhante alguém com a mesma idade ou ainda mais velho que o próprio paciente, exigindo a atenção e cuidado adicional da equipe assistencial.

Lei n° 10.741/2003 – Dos Direitos dos Idosos
Capítulo IV: Do Direito à Saúde

Art. 15. É assegurada a atenção integral à saúde do idoso, por intermédio do Sistema Único de Saúde – SUS, garantindo-lhe o acesso universal e igualitário, em conjunto articulado e contínuo das ações e serviços, para a prevenção, promoção, proteção e recuperação da saúde, incluindo a atenção especial às doenças que afetam preferencialmente os idosos.

§ 1º A prevenção e a manutenção da saúde do idoso serão efetivadas por meio de:

I – cadastramento da população idosa em base territorial;

II – atendimento geriátrico e gerontológico em ambulatórios;

III – unidades geriátricas de referência, com pessoal

especializado nas áreas de geriatria e gerontologia social;

IV – atendimento domiciliar, incluindo a internação, para a população que dele necessitar e esteja impossibilitada de se locomover, inclusive para idosos abrigados e acolhidos por instituições públicas, filantrópicas ou sem fins lucrativos e eventualmente conveniadas com o Poder Público, nos meios urbano e rural;

V – reabilitação orientada pela geriatria e gerontologia, para redução das sequelas decorrentes do agravo da saúde.

§ 2º Incumbe ao Poder Público fornecer aos idosos, gratuitamente, medicamentos, especialmente os de uso continuado, assim como próteses, órteses e outros recursos relativos ao tratamento, habilitação ou reabilitação.

§ 3º É vedada a discriminação do idoso nos planos de saúde pela cobrança de valores diferenciados em razão da idade.

§ 4º Os idosos portadores de deficiência ou com limitação incapacitante terão atendimento especializado, nos termos da lei.

Art. 16. Ao idoso internado ou em observação é assegurado o direito a acompanhante, devendo o órgão de saúde proporcionar as condições adequadas para a sua permanência em tempo integral, segundo o critério médico.

Parágrafo único. Caberá ao profissional de saúde responsável pelo tratamento conceder autorização para o acompanhamento do idoso ou, no caso de impossibilidade, justificá-la por escrito.

Art. 17. Ao idoso que esteja no domínio de suas faculdades mentais é assegurado o direito de optar pelo tratamento de saúde que lhe for reputado mais favorável.

Parágrafo único. Não estando o idoso em condições de proceder à opção, esta será feita:

I – pelo curador, quando o idoso for interditado;

II – pelos familiares, quando o idoso não tiver curador ou este não puder ser contatado em tempo hábil;

III – pelo médico, quando ocorrer iminente risco de vida e não houver tempo hábil para consulta a curador ou familiar;

IV – pelo próprio médico, quando não houver curador ou familiar conhecido, caso em que deverá comunicar o fato ao Ministério Público.

Art. 18. As instituições de saúde devem atender aos critérios mínimos para o atendimento às necessidades do idoso, promovendo o treinamento e a capacitação dos profissionais, assim como orientação a cuidadores familiares e grupos de autoajuda.

Art. 19. Os casos de suspeita ou confirmação de maus-tratos contra idoso serão obrigatoriamente comunicados pelos profissionais de saúde a quaisquer dos seguintes órgãos:

I – autoridade policial;

II – Ministério Público;

III – Conselho Municipal do Idoso;

IV – Conselho Estadual do Idoso;

V – Conselho Nacional do Idoso.

Em 2017 houve uma alteração nesta lei visando priorizar os idosos acima de 80 anos em relação aos idosos acima de 60 anos de idade. Uma consequência cada vez mais visível do aumento da expectativa de vida no país e no mundo. É importante ressaltar que a lei não prioriza o atendimento caso haja outras pessoas de menor idade em situação de emergência.

Lei N° 13.466, de 12 de Julho de 2017

Art. 1° Esta Lei altera os arts. 3°, 15 e 71 da Lei no 10.741, de 1° de outubro de 2003, que dispõe sobre o Estatuto do Idoso e dá outras providências, a fim de estabelecer a prioridade especial das pessoas maiores de oitenta anos.

Art. 2° O art. 3° da Lei no 10.741, de 1° de outubro de 2003, passa a vigorar acrescido do seguinte § 2°, renumerando-se o atual parágrafo único para § 1°:

Art. 3°

§ 1º

§ 2º Dentre os idosos, é assegurada prioridade especial aos maiores de oitenta anos, atendendo-se suas necessidades sempre preferencialmente em relação aos demais idosos." (NR)

Art. 3º O art. 15 da Lei no 10.741, de 1º de outubro de 2003, passa a vigorar acrescido do seguinte § 7º:

Art. 15.

§ 7º Em todo atendimento de saúde, os maiores de oitenta anos terão preferência especial sobre os demais idosos, exceto em caso de emergência." (NR)

Art. 4º O art. 71 da Lei no 10.741, de 1º de outubro de 2003, passa a vigorar acrescido do seguinte § 5º:

Art. 71.

§ 5º Dentre os processos de idosos, dar-se-á prioridade especial aos maiores de oitenta anos." (NR)

Art. 5º Esta Lei entra em vigor na data de sua publicação.

Brasília, 12 de julho de 2017; 196º da Independência e 129º da República.

* As leis podem mudar a qualquer momento. Verifique sempre se a legislação encontra-se atualizada e qual se aplica ao seu serviço ou instituição.

Quando a busca pelo tratamento se torna um problema

Apesar de o paciente ter resguardado o direito de decidir o tratamento que deseja receber, há momentos em que o parecer médico prevalecerá sobre a decisão do paciente independente de sua vontade, mais notadamente quando há risco iminente de morte. Neste momento podem surgir conflitos, pois até mesmo os médicos podem divergir sobre a melhor forma de tratamento ou a melhor conduta a ser tomada. Se é possível obter uma segunda opinião médica em situações eletivas, isso é muito difícil em situações de emergência onde são tomadas decisões, posteriormente justificadas e que nem sempre atendem aos interesses do paciente e de seus familiares.

Também não é difícil encontrar pacientes vivendo por muitos anos com diagnósticos que os levariam a morte pouco tempo depois, ou pessoas que foram a óbito após exames ou um *check-up* nada detectar. Não se trata de estabelecer quem é o culpado ou o responsável, mas de entender que nem sempre se encontra acerto ou erro absoluto.

Dentre os casos mais controversos ainda está o da transfusão de sangue ou a negativa em receber hemoderivados, podendo ocorrer por motivos religiosos ou não. Alguns hospitais e médicos determinam através de políticas ou comitês que utilizam o sangue como uma das terapêuticas mais adequadas dependendo da condição clínica do paciente, somente cumprindo alguma recusa quando existir alguma ordem judicial expressa e específica impedindo a transfusão. O que está envolvido nessa discussão que muitas vezes acaba na justiça?

Embora o princípio da autonomia garanta ao paciente o direito de escolha do tratamento que deseja aceitar ou recusar, os profissionais de saúde entendem que essa autonomia é relativa quando envolve o risco de morte do paciente e a omissão do médico. O Código de Ética Médica cita que é vedado ao médico "Deixar de obter consentimento do paciente ou seu representante legal após esclarecê-lo sobre o procedimento a ser realizado, *salvo em caso de risco iminente de morte*" (Art. 22), e "Desrespeitar o direito do paciente ou de seu representante legal de decidir livremente sobre a execução de práticas diagnósticas ou terapêuticas, *salvo em caso de risco iminente de morte.*" (Art.31)

Conforme grifado, a autonomia do paciente ou do seu representante legal é relativa. Cabe ao médico em última análise decidir se deve agir para salvar uma vida ou incorrer no crime de omissão caso o paciente venha a óbito, conforme tipificado no código penal brasileiro. Normalmente o médico opta por transfundir o sangue aderindo uma conduta médica amplamente adotada no país e isentando-se das consequências negativas em caso de desfecho infeliz. Opta-se por salvar a vida em detrimento dos desejos e interesses do paciente. Quando se trata de crianças ou adolescentes as complicações podem evoluir para a abertura de processo e apuração da responsabilidade, podendo os pais ou os médicos serem responsabilizados caso a ausência de intervenção incorra na morte do menor de idade.

Normalmente o médico não está contra o paciente quando decide agir visando salvar sua vida, não deixando de considerar o risco de não fazê-lo, sendo inclusive resguardado pelo Código Penal que no artigo 146 §3º, inciso I abrindo o precedente para que ocorra "...a intervenção médica ou cirúrgica sem o consentimento do paciente ou seu representante legal, se justificada por iminente perigo de vida."

Contudo, hospitais em diferentes partes do mundo como nos Estados Unidos adotam políticas diferentes como dispor de meios alternativos para tratar de pacientes que optam por não utilizar o sangue, obviamente resguardados pela legislação. Em determinados casos é possível a doação autóloga ou utilização do próprio sangue (*autologous blood donation*), a utilização de determinados componentes do sangue como o plasma ou a albumina e a utilização de outras terapias disponíveis em praticamente todo o mundo. Isso não torna uma ou outra terapia correta ou incorreta, da mesma forma que as tão comuns cirurgias cardíacas foram reduzidas e em muitos casos substituídas por procedimentos hemodinâmicos.

Há casos noticiados pela mídia em que a opinião pública se volta contra o paciente quando este decide por optar, por exemplo, pela recusa à transfusão de sangue por motivos religiosos, que não será discutido aqui. Independentemente da questão religiosa há também quem opte pela não utilização do sangue pelos riscos que este apresenta por motivação pessoal quando isso é possível, enquanto numerosos outros pacientes recusam-se a assinar a autorização presumida quando leem o amedrontador termo de autorização de transfusão de sangue.

Embora administre o sangue os hospitais e bancos de sangue não se responsabilizam, *a priori*, pelo sangue que estão transfundindo procurando isentar-se dos danos que a transfusão possa causar. Essas situações não minimizam a importância da necessidade da transfusão quando esta é necessária para a manutenção da vida de um paciente, mas deixa claro que o paciente está aceitando também os riscos. A percepção de muitos pacientes é que se ele pode aceitar os riscos inerentes à transfusão de sangue, poderia aceitar igualmente o risco das outras terapias utilizadas pelos médicos em outros países.

O que muitos profissionais de saúde ainda não sabem ou se recusam a aceitar e que é comum em outros países, é a possibilidade do paciente receber componentes específicos do sangue com orientações e termos disponíveis no próprio site do hospital. A cômoda adesão aos métodos amplamente utilizados no país e falta de disposição em desafiar conceitos respaldados pela comunidade médica local, ferem o desejo e a autonomia do paciente sobre seu próprio corpo e vida, levando médicos a tomarem decisões contrárias à vontade do paciente. Ademais, é inquestionável o interesse dos bancos de sangue ou da também chamada "indústria do sangue" que o ensino de medicina não inove, na manutenção arcaica de padrões pré-estabelecidos ainda que sem ampla base científica e do alto lucro obtido pelas empresas do setor tornando o sangue há muito conhecido como ouro vermelho.

Um estudo abrangente publicado no *Journal of the Amercian Medical Association* (*JAMA*) conduzido por uma médica brasileira e sua equipe, mostrou que os valores preconizados para transfusão de sangue nem sempre correspondem com a realidade ensinada em sala de aula. O estudo mostrou que alguns parâmetros estabelecidos décadas atrás ainda continuam a ser utilizados amplamente sem questionamentos pela comunidade médica e científica. (*JAMA*, outubro de 2010) Não é de admirar o poder que a indústria do sangue exerça sobre o ensino de medicina no mundo, e cujo produto tratado como ouro vermelho tem um alto custo final para o paciente, independente das opções que existam.

Muitos médicos não aceitam que seus pacientes sugiram

medidas alternativas, tratamentos inovadores que leram ou ouviram e podem até mesmo ser censurados caso recorram ao já amplamente conhecido Dr. Google, mesmo que de fontes confiáveis. Por outro lado há os mais conscientes que até estimulam seus pacientes a conhecer mais sobre sua doença pesquisando e trazendo as dúvidas que surgirem para que as esclareça. Parte dos problemas que ainda são presenciados nos consultórios médicos ocorre pela comunicação ineficiente entre médico e paciente, algo já sabido pelas operadoras de planos de saúde que constatam inúmeros pacientes procurando médicos da mesma especialidade em repetidas consultas por estarem insatisfeitos com o primeiro ou segundo profissional.

Conversar com o médico de forma clara, transparente e solicitar que este também faça o mesmo ajudará a resolver grande parte dos problemas que surgem. Uma pesquisa realizada no Hospital das Clínicas em São Paulo mostrou em 2010 que 25% dos pacientes não compreendiam recomendações de tratamento médico. Apesar da amostra limitada de pesquisados, o grau de analfabetismo funcional mostrou-se mesmo entre quem tinha até 11 anos de estudo. Muitos com nível de instrução avançada procuram uma segunda opinião médica ou pesquisam outros meios de tratamento, inclusive informando ao seu médico das possibilidades que este talvez desconheça.

Com o aumento de pesquisas, estudos, interesse dos pacientes em suas doenças e da divulgação dos resultados e novos tratamentos ao público em geral, é comum cada vez mais as pessoas questionarem seus médicos sobre o tratamento que está recebendo. Em alguns casos esses questionamentos têm evitado tratamentos que poderiam culminar em danos ou na morte do paciente. Em outros, tem tornado mais trabalhosa a vida do médico ao ter que orientar corretamente seus pacientes com as respostas que estes encontram nos diversos canais de orientação hoje disponíveis na internet. Trata-se de uma nova realidade em que o médico terá que entender e lidar.

Muitos médicos reclamam que solicitam exames por

pressão do paciente ou seus familiares, como se fosse necessário constatar a eficácia da sua atuação. O paciente sente-se inseguro se não houver uma "prova" de que está realmente bem ou de que está mal, resultando na solicitação de exames ou indicação de medicamentos desnecessários, principalmente diante do aumento das "doenças psicológicas". Em países como os Estados Unidos a solicitação de exames tem sido utilizada também pelo médico como uma proteção caso seja processado posteriormente (medicina defensiva). O Dr. Philippe Meyer relata este dilema entre o paciente exigente que busca um medicamento mesmo quando não precisa e o médico que, por motivos diversos, cede às suas queixas. Cria-se um problema de responsabilidade para as duas partes que merece ser transcrita abaixo.

Uma fé indestrutível na medicina e a impaciência diante da cura que torna insuportáveis os menores sofrimentos conduzem os pacientes afetados por essas dorzinhas a uma busca desvairada de terapêuticas.

O doente e seu médico cometem o mesmo erro de distribuir medicamentos sem se debruçar sobre o estado mental. Quantos clínicos se dão ao trabalho de estudar a personalidade do doente antes de receitar e quantos pacientes aceitam isso?

O aparecimento de qualquer perturbação da saúde, por esperança e impaciência por sua correção, suscita em nossos dias uma consulta médica. O clínico consultado não ousa revelar a pobreza da terapêutica disponível por medo de perder seu doente. Prescreve um ou alguns produtos que sabe serem pouco eficazes esperando que a receita agrade a seu doente, sem verdadeiramente o curar, ou que ela aja por intermédio de um efeito placebo. Frequentemente, nenhum resultado significativo aparece. A decepção não acabou com a esperança. O doente volta a consultar seu clínico ou escolhe outro. E o paciente exige uma nova receita que se junta à precedente, que o médico não ousa – e não pode – recusar. A abundância da prescrição [...] é sem dúvida desencadeada por um hedonismo particular do paciente – uma busca de felicidade física -, mas ela é amplamente alimentada por uma espécie de afastamento do médico, por uma perda da responsabilidade médica."

Alta a pedido ou evasão?

Nos hospitais, principalmente no pronto-socorro um fantasma vez por outra assusta médicos e demais profissionais de saúde, que é a indefinição de uma situação crítica que ocorre quando o paciente solicita a alta médico-hospitalar a pedido. É inquestionável o direito do paciente de aceitar e recusar determinado tratamento, o atendimento de determinado profissional ou ainda permanecer ou não em um hospital que não deseja. Porém, em alguns momentos o que ocorre é o paciente com risco de dano iminente à sua saúde ou de morte solicitar a alta médico-hospitalar.

Segundo o Ministério da Saúde, "Evasão" é *"a saída do paciente do hospital sem autorização médica e sem comunicação da saída ao setor em que o paciente estava internado."* Caso seja necessária, a alta médica pode ser concedida ao paciente quando este fizer uso do direito de recusar o tratamento, estando em condições de ser liberado e desde que aceito pelo médico que o atende. Nesses casos o paciente dever ser esclarecido das consequências de sua decisão sendo registrado em prontuário e assinado o termo de responsabilidade com as devidas considerações e assinatura de testemunhas preservando a instituição.

O Ministério da Saúde também entende que é possível a "desistência do tratamento": *"É a saída do paciente do hospital sem autorização médica, porém com a comunicação da saída ao setor em que o paciente estava internado, motivada pela decisão do paciente ou de seu responsável de encerrar a modalidade de assistência que vinha sendo prestada ao paciente".*

O Código de Ética Médica (Resolução CFM n° 1931) no Artigo 31 declara que é vedado ao médico: *"Desrespeitar o direito do paciente ou de seu representante legal de decidir livremente sobre a execução de práticas diagnósticas ou terapêuticas, salvo em caso de iminente risco de morte."* Isso significa que quando houver algum risco que possa levar o paciente à morte, o médico pode negar-se a conceder-lhe a alta. Na prática trata-se de uma situação bem mais difícil de ser resolvida quando o paciente decide por evadir-se (saída desautorizada) ao não receber a liberação médica.

A evasão ou fuga pode ocorrer com o conhecimento da equipe assistencial, quando o paciente informa a desistência do tratamento e decide deixar o hospital à revelia do tratamento, ou ainda sem o conhecimento da equipe médica e assistencial quando se evade sem comunicar que abandonou o tratamento e a instituição. Em ambos os casos havendo risco de morte para o paciente o consenso entre as instituições de saúde tem sido o registro de um Boletim de Ocorrência para preservar o médico e a instituição. Porém, isso tem pouco ou nenhum efeito sobre a situação caso o paciente venha a óbito em decorrência da sua saída. Tanto o médico quanto a instituição podem ser acionados judicialmente, especialmente se o paciente for menor de idade e for a óbito após sua evasão, presumindo-se a culpa da instituição por esta não ter garantida a segurança esperada para o paciente.

Tem-se o impasse, se o médico ou instituição impedir a saída do paciente pode-se constituir crime ferindo o direito de ir e vir do paciente ou ainda podendo ser entendido como cárcere privado. Caso permita sua saída consentida ou não e este venha a óbito incorrem no risco de presunção de culpa e responsabilidade pelos danos causados ao paciente. Não é possível impedir a saída, contudo há a responsabilidade caso ocorra a evasão. Ficam profissionais e instituição de saúde numa situação delicada, sem que o Estado interfira resguardando-os nessas situações.

Quando o paciente é menor de idade e for solicitada a alta médica pelos pais ou representante legal, sendo esta possível e permitida pelo médico deve-se orientar e esclarecê-los dos riscos da decisão registrando em prontuário e colhendo assinaturas no termo de responsabilidade. Quando a alta hospitalar for negada pelo médico devido algum risco iminente à vida do menor, e ainda assim os pais ou responsáveis insistirem em abandonar o tratamento é dever da instituição acionar imediatamente a Vara da Infância e da Juventude ou

Conselho Tutelar para que defina a conduta a ser tomada.

Diante da indefinição do legislador em decidir de forma clara a situação para médicos e instituições de saúde, prevalece a rotina de registro em prontuário, comprovação da ação preventiva do médico e da instituição através de documentos e o registro de Boletim de Ocorrência. Informando às autoridades da atitude do paciente em expor-se a riscos e atentar contra a própria saúde e vida ao abandonar deliberadamente o tratamento, impossibilitando sua retenção na instituição por força de lei, exceção apenas quando há o risco iminente de morte. Cada instituição de saúde lida à sua maneira com esse problema geralmente de forma passiva, porém em todas parece não haver nenhuma medida enérgica contra o paciente que atenta contra sua vida.

Entretanto, muitas vezes a evasão ocorre por que o paciente não se sente seguro ou não está sendo respeitado em algum direito. Nesse momento o senso de autopreservação do paciente o impele a fugir, normalmente buscando o atendimento em outra instituição. O mesmo ocorre com pais protegendo seus filhos. Assim, uma comunicação clara e aberta ajuda a entender a motivação que poderia levar a evasão do paciente, que normalmente está relacionada à discordância com o tratamento médico. Caso esteja relacionada a fatores psicológicos ou sociais, procura-se inserir o cuidado de outros profissionais como psicólogos na assistência ao paciente. Uma característica importante é que em algum momento anterior à evasão o paciente ou responsável transmite essa informação, consciente ou não, sendo possível minimizar os riscos ou danos de uma evasão que poderia ter sido evitada.

Qualquer semelhança com a realidade não é mera coincidência

"O que não passa de uma história relatada com ironia no jornal *Impact Médecin* (nº 178 de 5/02/1993) corre o risco de se tornar amanhã uma triste realidade: uma mulher de idade, hospitalizada há vários dias, queixa-se à enfermeira que a atende diariamente:

_ Quando é que o médico vem me ver? Nunca o vi.

_ Mas ela passou todas as manhãs desde que a senhora chegou.

_ Ah! É uma mulher? Achei que fosse uma enfermeira: ela nunca me disse uma palavra e sempre contentou-se apenas em olhar meu prontuário."

Dr. Phillipe Meyer
Livro: A irresponsabilidade médica

Capítulo 4

ERROS E FALHAS EM HOSPITAIS

Embora seja um tema que deveria suscitar maiores discussões e o comprometimento cada vez maior das instituições de saúde na prevenção, o erro médico, de enfermagem ou outro de assistência que resulte em dano ou a consequente perda da vida para o paciente, costuma vir à tona e ser debatido pela população apenas quando ocorre algum erro grosseiro ou morte noticiada na mídia. De acordo com a Organização Mundial de Saúde (OMS) no relatório anual de segurança para o paciente (*WHO – Patient Safety Research*) de 2009 *"a cada ano, dezena de milhões de pacientes no mundo inteiro sofrem lesões incapacitantes ou morte devido a cuidados assistenciais inseguros. Quase um em cada dez pacientes é prejudicado enquanto recebe cuidados médicos em ambiente hospitalar bem financiado e tecnologicamente avançado"*.

Cirurgias em local ou membro errado, cirurgia no paciente errado, erros de medicação, falhas de diagnóstico ou durante o tratamento dentre outros incidentes ocorrem com uma intensidade maior que a observada na mídia como algum item cirúrgico deixado dentro do paciente. Porém o que é e o que pode ser considerado um erro médico? O erro médico pode ser entendido como uma falha do médico no exercício de sua atividade e cujas características principais são a imprudência, imperícia e negligência. Quando se usa essa expressão, a primeira impressão é que o médico cometeu um erro o que não é necessariamente essa a situação. Também é preciso diferenciar a falha dos insucessos que ocorrem quando uma determinada expectativa não é cumprida devido a fatores alheios ao desejo e interesse do médico e da equipe assistencial.

Outra correção a notícias que circulam pela mídia é que nem sempre se trata de erro médico, termo muito utilizado pela tradução literal de *Medical Error* podendo ser também de outros profissionais da assistência. No Brasil apenas recentemente surgiram dados oriundos de pesquisas ou estudos, sendo a dimensão desse problema até então desconhecido. Segundo a Revista Exame de 26 de outubro de 2016, no Brasil os erros em hospitais podem ter custado a vida de até 434 mil pessoas apenas em 2015, resultando em prejuízos de até 15 bilhões de reais. Estima-se que das 421 milhões de internações ocorridas em todo o mundo 4,7 milhões apresentaram algum tipo de evento adverso, e no Brasil não seria diferente. Em outro artigo publicado em 2018 e que gerou muita discussão, o erro na assistência (envolvendo todos os profissionais da saúde inclusive médicos) afeta um em cada dez pacientes e pode custar a vida de até mil pacientes por dia.

Superestimados ou subestimados, o fato é que não há muitos dados sobre falhas ou erros de médicos assim como dos demais profissionais que atuam dentro do ambiente hospitalar disponíveis para análise. Os hospitais não são obrigados a divulgar e não estão interessados em fazê-lo, tampouco informar os quase erros ou falhas e os eventos adversos ocorridos em suas instalações. Razão pela qual a divulgação de qualquer dado costuma enfurecer os profissionais de saúde, que deveriam ser os maiores interessados em prezar pela transparência.

Os processos tramitando na justiça permite avaliar apenas a conscientização das pessoas com relação aos seus direitos, não refletindo necessariamente o quadro real desse problema no país. De 2002 a 2008, por exemplo, os processos triplicaram no Superior Tribunal de Justiça de 120 para 398, estranhamente muito poucos em um país com mais de 200 milhões de habitantes. Muitos acordos são realizados sem a

Uma menina de 12 anos morreu após receber vaselina na veia ao invés de soro num hospital de São Paulo. A vaselina estava armazenada indevidamente ao lado de um frasco idêntico ao de soro. A auxiliar de enfermagem retirou o item que estava armazenado em local incorreto e não percebeu a diferença ao ministrar a solução na criança.

busca da Justiça, o que também dificulta entender a dimensão e a gravidade dessas ocorrências no Brasil. Deficiências na comunicação, receio de retaliações, a falta de registro adequado em prontuário, subnotificações e o desinteresse em relatar as ocorrências contribuem para o cenário existente.

São vários os fatores que contribuem para a o erro médico ou erro de assistência como, por exemplo, deixar de seguir protocolos; as conhecidas jornadas excessivas de trabalho comuns a profissionais médicos e da enfermagem dentre outros profissionais que também atuam no ambiente hospitalar; informação distorcida (comunicação deficiente: médico-paciente, médico-médico, enfermagem-médico); exames insuficientes ou com erro; má formação do médico ou do profissional de enfermagem dentre outros motivos.

Anualmente o CREMESP (Conselho Regional de Medicina de São Paulo) divulga o resultado do exame de avaliação que aplica aos formandos em medicina desde 2005. Em 2012 o índice de reprovação foi de 68% na segunda fase. Os erros mais comuns verificados referiam-se ao diagnóstico de infarto, tuberculose e sífilis. Em 2018, seis anos depois dos 3.174 participantes 68% dos formandos não acertaram a conduta para casos de infarto, 86% falharam na abordagem para acidentados de trânsito, 69% foram insuficientes ao medir a pressão e 38,2% não conseguiram a nota mínima na prova.

Imprudência	Ocorre quando o profissional assume determinados riscos para o paciente durante uma intervenção sem ter o respaldo científico para o procedimento, agindo de forma precipitada, insensata ou sem a cautela necessária.
Imperícia	Ocorre quando o profissional realiza determinado procedimento para o qual não está habilitado, que não possua preparo teórico e/ou prático por desconhecimento, inexperiência, inabilidade ou por ignorância.
Negligência	Ocorre quando o profissional age com indolência, passividade ou inação, não oferece os cuidados necessários ao paciente caracterizando-se um ato omissivo.

Sempre foi digno de louvor essa transparência e caso outras profissões apresentassem os seus números, talvez não fossem tão diferentes destes. Ou seja, pode ser um problema universal. Se o montante real de falhas e erros de assistência não é bem conhecido em países como o Brasil, em outros há mais dados disponíveis.

No livro *"To err is human: Building a Safer Health System"* em tradução livre: "Errar é humano: construindo um sistema de saúde mais seguro", Linda Kohn, Janet Corrigan e Molla Donaldson do *Institute of Medicine (IOM)* citam estimativas que entre 44000 e 98000 pessoas morram nos Estados Unidos por ano devido a erros médicos ou de assistência. Esses erros custaram ao país mais vidas que as 43.458 mortes em acidentes automobilísticos, que as 42.297 mortes por câncer de mama e que as 16.516 mortes por Aids no mesmo período da análise.

Cerca de seis mil pessoas morriam nos EUA naquele período por ano devido a acidentes de trabalho, enquanto apenas as mortes relacionadas a erros de assistência isoladamente superavam os acidentes de trabalho e ultrapassavam as sete mil mortes anuais. Os custos envolvendo a perda de renda, de membros da família e gastos desnecessários com assistência médica foram estimados entre US$ 17 e US$ 29 bilhões sendo mais da metade devido aos custos com os cuidados extras, montante variando a cada ano.

Esses dados foram obtidos em dois amplos estudos realizados nos estados do Colorado e Utah (*Colorado and Utah Study*), e o outro em Nova Iorque (*Harvard Medical Practice Study*), ambos nos Estados Unidos. Percebe-se que as estimativas apresentam resultados muito diferentes (mais de 100%), entre 44mil e 98mil mortes evitáveis por erro de assistência possivelmente devido a mudanças temporais no sistema de saúde, evolução do cuidado à saúde e ano utilizado por cada grupo de estudo. O grupo do Colorado e Utah utilizou dados de 1992, enquanto que o grupo de Nova Iorque utilizou dados de 1984.

Estados	Eventos Adversos a cada 100 hospitalizações	Percentual de E. A. resultante em morte	Percentual de E. A. evitáveis	Mortes devido a erros e falhas
Colorado e Utah	2,9%	6,6%	53%	44.000
Nova York	3,7%	13,6%	58%	98.000

E.A.: Eventos Adversos

Ficou evidente que com o aumento da regulação, de sistemas de segurança e de certificação hospitalar houve uma redução no número de erros de assistência e de medicação ocorridos anualmente. Para melhor entendimento apenas no ano de 1997 ocorreram 33.6 milhões de internações em hospitais americanos. Cada estudo apresentou o percentual de eventos adversos (EA) notificados que resultaram em morte e que poderiam ser evitados.

As autoras citam relatam que em dois importantes hospitais universitários americanos, duas de cada 100 internações apresentaram algum tipo de erro relacionado à medicação dos pacientes. Apenas esses eventos adversos aumentaram os custos de internação em cerca de US$ 4700. Ocorrendo na mesma proporção seria de US$ 2.8 milhões anualmente para um hospital com 700 leitos, e se aplicados em todo o país os custos evitáveis ultrapassariam os US$ 2 bilhões. Ademais, aproximadamente uma em cada 131 mortes de pacientes externos e uma de cada 854 mortes de pacientes internados pode ter ocorrido devido a erros de medicação.

Outros pesquisadores desenvolveram trabalhos dimensionando essa realidade ou mostrando como esse problema é mais comum do que se imagina. LEAPE *et all* (1993) estudaram os tipos de erros mais comuns que incluem cirurgias em local errado, eventos adversos de medicação, erros durante transfusões, quedas de pacientes dentre outros eventos ocorridos no ambiente hospitalar, tipificando-os da forma descrita conforme quadro abaixo.

❖ Diagnóstico	❖ Tratamento
-Erro ou atraso no diagnóstico	-Erro no tratamento, execução, operação, procedimento ou teste
-Falha em empregar os testes indicados.	-Erro na dosagem ou no método de administrar uma droga.
-Uso de testes ou terapias obsoletas.	- Atraso evitável no tratamento ou na resposta a um teste anormal, inadequado e não indicado.
-Omissão/falha no monitoramento de resultados ou testes.	
❖ Preventivo	❖ Outros
-Ausência de tratamento profilático	-Falha de comunicação.
-Monitoramento/acompanhamento inadequado do tratamento.	-Falha de equipamento.
	-Outra falha do sistema.

Além dos eventos adversos (EA) que podem ocorrer nos hospitais, existe também o chamado evento sentinela (ES) que são ocorrências inesperadas em que pode ocorrer lesão, risco físico ou psicológico ou mesmo a morte do paciente. Podem ser eventos sentinela a morte inesperada ou inexplicada de um paciente, a cirurgia em local ou paciente errado, erro de medicação, reação transfusional, perda de função permanente, eventos anestésicos, reações adversas a drogas, diagnósticos de pré e pós-operatório diferente dentre outros.

Normalmente quando ocorre algum erro a primeira reação é procurar um culpado para ser responsabilizado, porém o que se percebe é um conjunto de falhas que contribuíram para que o erro ocorresse. Encontrar um culpado não resolverá o problema do hospital tampouco do paciente, embora talvez satisfaça inicialmente os anseios de justiça da vítima que precisa perceber que alguma ação foi tomada. As instituições de saúde parecem ter percebido a importância da prevenção de erros e melhoria da segurança do paciente ao desenvolver rotinas e protocolos que visam impedir as condições convergentes para que o erro exista.

Apesar de serem noticiados apenas quando casos trágicos ocorram comovendo a sociedade através da mídia, erros ocorrem com uma frequência maior que a imaginada pela maioria das pessoas. Não se trata normalmente da incapacidade técnica, apesar da proliferação dos cursos de baixa qualidade e o reduzido rendimento das pessoas formadas, acredita-se que os profissionais da saúde estão entre os mais qualificados do país. Na maioria das vezes o que se percebe é uma falha no sistema ou no gerenciamento de processos que leva ao erro, muitas vezes em perceptíveis etapas anteriores ao tratamento do paciente, não podendo ser atribuído ao acaso.

> Médico distrai-se durante a cirurgia e opera joelho errado de paciente de 50 anos em São Bernardo do Campo. Uma paciente com uma lesão no menisco no joelho esquerdo teve o joelho direito operado por engano. Para piorar a situação o joelho operado apresentou quadro de trombose.

Vendo a atividade sob outra perspectiva, podemos entender as dificuldades envolvidas na assistência a um paciente doente. Após chegar ao pronto atendimento os profissionais de saúde precisam identificar o problema e apresentar uma solução que o elimine satisfazendo o paciente e familiar. Muito simples quando se trata de consertar um veículo, trocar uma porta de um móvel ou tampar um vazamento. Basta desligar, desmontar, substituir e religar que tudo volta ao normal. Se ainda assim não funcionar, procede-se o retrabalho e corrigem-se os erros sem maiores problemas.

Com o ser humano a situação é muito diferente e, portanto muito mais complexa, não se desliga o paciente, grande parte do atendimento ocorre sem que ambas as partes saibam ainda o que está errado e não há possibilidade de constante correção de erros. Em resumo, não há margem para falhas quando estas podem incorrer em algum dano ou na morte do paciente. No entanto, médicos e os demais profissionais da saúde não são deuses, são humanos com medos, temores, sentimentos e passíveis de errar como qualquer outro ser humano.

São pessoas que choram com a perda, ou se alegram com a melhora e a cura de um paciente. Embora pareça

> **Eventos Adversos (EA)** *são complicações indesejadas decorrente do cuidado prestado ao paciente, não sendo necessariamente uma evolução natural da doença de base do paciente.*

inaceitável, sendo humanos podem cometer falhas e erros por maior que seja sua dedicação e cuidado. Há médicos que se orgulham de jamais terem assinado uma declaração de óbito, enquanto outros convivem com essa realidade diariamente, não sendo um necessariamente mais bem preparado do que o outro.

Embasado no princípio hipocrático de *"primum non nocere"* primeiro não causar prejuízo ou não causar dano, um profissional não pode eximir-se de culpa e responsabilidade quando comete um erro, ou simplesmente colocar a culpa a um lapso ou engano. Os erros são normalmente de execução quando há a falha de uma ação planejada para ser concluída como o previsto, ou de planejamento quando há a utilização de um plano errado para se atingir um objetivo. Assim, ou se inicia o processo errado ou não se cumpre alguma etapa devida do processo para que ocorra uma falha. Dentre os motivos que contribuem para essa prática em países como o Brasil talvez esteja uma qualificação deficiente e longas jornadas de trabalho dos profissionais de saúde.

Não se trata do trabalho em uma única instituição, como é bem sabido há profissionais de enfermagem empregados em dois ou três hospitais, enquanto médicos atuam em vários. Muitos trabalham 12 horas em um hospital, 6 ou 12 horas em outro às vezes em plantões noturnos, e ainda há os que cursam uma faculdade com dois trabalhos simultâneos. Por mais próximo que resida e trabalhe não há como uma pessoa desempenhar bem suas funções ou não cometer erros em algum momento com uma rotina repleta de trabalho e sem o devido descanso. O resultado é a dificuldade de concentração, de atenção ao que está fazendo, de absorção do que ocorre no ambiente, irritabilidade, sonolência e fadiga além de outros efeitos que podem resultar em falhas durante o atendimento ao paciente.

Da mesma forma, há médicos que trabalham durante as noites fazendo

> *Em 26 de janeiro de 2010, médicos do Hospital Alberto Sabogal em Lima, no Perú, amputaram a perna saudável de um paciente, e depois ao perceber o erro amputaram a perna doente.*

plantões em Prontos Socorros, UTI's ou como hospitalistas e ainda atendem em seus consultórios ou clínicas durante o dia. Não há como manter o mesmo nível de atenção e entendimento que teriam caso estivessem descansados. Não é por acaso o aumento da obesidade, doenças antes pouco comuns à classe médica e o aumento do estresse durante o atendimento aos pacientes. Embora não se possa atribuir diretamente os erros em hospitais a esses fatores devido a ausência de estudos, certamente contribuem para sua ocorrência. Em uma pesquisa realizada apenas com médicos que atuavam em hospitais privados (59%) e públicos (41%), alguns atuavam em até seis hospitais.

Número de locais de trabalho	1	2	3	4	5	6
Percentual de médicos por local	14%	34%	27%	15%	6%	4%

Diferente de muitos países que possuem mais dados sobre erros e falhas na assistência, o Brasil ainda engatinha nessa relação de transparência com a sociedade. Embora antigos dados do Conselho Regional de Enfermagem de São Paulo (COREN/SP) mostra que ocorreram 980 queixas contra profissionais de enfermagem entre os anos de 2005 e 2010. Em 2010 ocorreram 250 queixas com 20 mortes ou alguma forma de dano irreparável ao paciente. Isso resulta numa média de uma queixa a cada um dia e meio. Como muitos pacientes e familiares não reclamam, não encontram os meios para fazê-lo ou reclamam apenas dentro do hospital, não se tem sequer uma estimativa nacional fidedigna e confiável do tamanho do problema contribuindo em certa medida para a insegurança do paciente quando este se submete a uma internação cirúrgica.

A conscientização acerca da necessidade de aumentar a segurança do paciente começou a ganhar corpo com o lançamento da Aliança Mundial para a segurança do paciente pela Organização Mundial de Saúde (OMS) em 2005. A OMS designou como Centro Colaborador a *Joint Commission International* (JCI) organização não governamental de certificação em processos de qualidade, para elaborar e difundir medidas com o objetivo de promover a melhoria no atendimento prestado ao paciente. Foram elaboradas seis metas que impactam na rotina hospitalar ou em prestadores de serviços de saúde e tem sido de grande importância para a segurança do paciente. São elas:

Meta 1	Identificar os pacientes corretamente
Descrição da meta	A falha na identificação correta dos pacientes pode resultar em erros graves como a cirurgia e a administração de medicamentos ou sangue a pacientes errados. O risco aumenta quando o paciente está inconsciente ou desacompanhado.
Orientação	Os hospitais devem utilizar sistemas de identificação como pulseiras com nome, data de nascimento, registro, etc., checagem verbal e sistemas eletrônicos para garantir que o paciente correto está recebendo o atendimento indicado. Deve-se utilizar no mínimo dois meios de identificação do paciente.

Meta 2	Melhorar a comunicação efetiva
Descrição da meta	Erros de comunicação, interpretação incorreta ou ambígua podem resultar em danos irreversíveis ao paciente.
Orientação	Os hospitais devem implementar mecanismos como o *"read back"* ou "ler de volta" repetindo a informação a quem a transmitiu, melhoria da escrita médica e utilização de sistemas eletrônicos para garantir que a mensagem recebida seja a mesma transmitida.

Meta 3	Melhorar a segurança de medicamentos de alta vigilância
Descrição da meta	Eletrólitos em altas concentrações são considerados medicamentos de alto risco, exigindo maior segurança no preparo e administração ao paciente. São considerados o cloreto de potássio, o fosfato de potássio, o cloreto de sódio > 0,9%, etc.
Orientação	Os hospitais precisam criar sistemas de segurança como armazenamento em cofres, em farmácias, restringido a manipulação apenas a enfermeiros ou farmacêuticos, controle eletrônico de saída e etiquetas na cor vermelha diferenciando-os dos demais medicamentos.

Meta 4	Assegurar cirurgias com local de intervenção correto, procedimento correto e paciente correto
Descrição da meta	Visa evitar que ocorram cirurgias no paciente ou local errado, através de uma comunicação efetiva entre os membros da equipe cirúrgica. Erros dessa natureza são passíveis de prevenção quando seguidos os protocolos pré-definidos.
Orientação	Os hospitais devem adotar procedimentos de segurança como o *check-list* ou lista de verificação antes do início da cirurgia, como o termo de consentimento informado, a avaliação pré-anestésica, os materiais necessários, os exames disponíveis e o envolvimento dos membros da equipe. O *time out* ou verificação final também precisa ser realizado por um membro da equipe em voz alta informando o sítio cirúrgico, nome do paciente e outros itens que forem definidos pelo hospital antes de cada procedimento invasivo ou intervenção cirúrgica.

Meta 5	Reduzir os riscos de infecções associadas aos cuidados de saúde
Descrição da meta	As infecções hospitalares são eventos preveníveis, indesejáveis e que resultam em sofrimento adicional para o paciente e custos extras para o hospital.
Orientação	Os hospitais devem adotar medidas que estimulem a redução de infecções como instruir os funcionários a lavar as mãos corretamente e com regularidade, dispor de recursos como antissépticos para higienização das mãos, monitorar o uso de antibióticos e criar campanhas educativas de uso consciente de uniformes como jalecos e materiais esterilizados.

Meta 6	Reduzir o risco de lesão ao paciente, decorrente de quedas
Descrição da meta	Tem o objetivo de prevenir e evitar as quedas de pacientes ou controlar os riscos decorrentes de quedas, especialmente pacientes idosos ou utilizando medicamentos que tornem a queda previsível.
Orientação	Os hospitais precisam avaliar e reavaliar periodicamente os pacientes passíveis de queda eliminando os riscos identificados. Os pacientes precisam ser orientados sobre o risco e quando necessário solicitarem ajuda da enfermagem, manter alguma iluminação independente de horário, desobstruir a circulação do paciente e dispor de meios seguros para o paciente subir e descer da cama.

Para o médico ou outro profissional de saúde, um erro

pode resultar em processo na justiça, além de denúncias no conselho a que pertence resultando em alguma punição. Tais situações acabam envolvendo a instituição em que atua a também prestar contas à justiça. Para o médico a situação pode ser ainda mais complexa por ser o responsável final pelo que ocorre com o paciente. É importante salientar que o médico não tem a obrigação de curar um doente e sim de fazer o possível com a prática da medicina, atuando com zelo e diligência para que a cura seja alcançada. Razão pela qual a ação do médico é considerada uma obrigação de meio e não de fim, que poderia, por exemplo, resultar na morte a despeito dos melhores e mais competentes cuidados.

Quando há a acusação de erro, cabe ao médico ou outro profissional de saúde provar que agiu corretamente realizando tudo o que estava ao seu alcance ou da medicina para tratar o paciente. Nessas circunstâncias é o profissional de saúde e a instituição que precisam provar que agiram corretamente. Além da perícia e o testemunho de outros profissionais, o termo de consentimento informado e o prontuário médico ainda são os principais documentos utilizados na defesa de processos e alegações de erro, razão pela qual o termo precisa estar no prontuário e este deve estar sempre atualizado e preenchido corretamente por todos os profissionais que prestam assistência ao paciente.

Normalmente os profissionais de saúde sabem dos riscos causados pelo preenchimento incorreto de prontuários e da importância de que nele conste todo o cuidado dispensado ao paciente assim como o resultado de exames; especialmente os médicos conforme descrito na Resolução 1638/02 do Conselho Federal de Medicina. É o registro correto e adequado que comprovará o nexo causal isentando ou incriminando o profissional.

Em uma reportagem publicada pela Revista Veja intitulada "Eles por eles", 1119 médicos de um total de 5200 responderam a diversas perguntas nos questionários enviados. Algumas das quais trouxe informações que nos permite desenhar um quadro da prática que envolve inclusive os erros e falhas que ocorrem nas instituições de saúde. Dos questionários respondidos 62% afirmaram que nunca cometeram erros que tenham prejudicado a saúde de um paciente, enquanto 38% responderam que sim. Cerca de 51% disseram que não admitem que erraram para os pacientes, enquanto que 39% disseram que admitem quando erram.

Por outro lado, é grande o número de médicos que estão felizes e realizados com a profissão, cerca de 95%. Do universo pesquisado 57% procuraram a medicina por vocação e 26% para ajudar pessoas, o que aponta profissionais comprometidos com seus pacientes e com a busca da cura. Porém, o que ocorre quando um médico percebe que o colega errou? Segundo a pesquisa:

%	Reação do médico ao erro do colega
71	Fala com o colega que cometeu o erro
11,5	Fica quieto
8,5	Notifica o hospital ou o Conselho Regional de Medicina
4	Fala para o paciente
5	Não responderam

Um estudo recente produzido pelo Instituto de Estudos da Saúde Suplementar (IESS) publicado em 2018 chegou ao número de 54,76 mil mortes no Brasil, ou uma morte a cada 6 horas decorrentes de erro ou de falha em hospitais. Dessas mortes, segundo o estudo 36,17 mil poderiam ter sido evitadas. O custo estimado apenas no sistema privado teria alcançado os 10,6 bilhões de reais. O mesmo estudo mostrou que ocorreram em 2017 sete mortes violentas por hora no país, ou seja, o número de mortes nos hospitais públicos e privados estava próximo do montante de mortes violentas, colocando os hospitais no Brasil como um local de alto risco.

Em junho de 2018 uma reportagem sobre erro médico na Revista Superinteressante (ed. 391) suscitou a ira do Conselho Federal de Medicina que criticou durante o conteúdo. Infelizmente, os profissionais da saúde se recusam a discutir esse problema com a sociedade de forma transparente, resultando em material produzido sem a sua participação. Quando isso ocorre perpetua-se um tabu que dificilmente será quebrado, impactando mais no médico do que em todo o restante da equipe assistencial, negligenciando inclusive a realidade de que no hospital todos podem errar, pois todos são humanos. Não ser transparente cria uma cortina de preconceito sobre o tema que favorece o corporativismo de uma classe e a penalização dos profissionais de outra. Perde o profissional, perde mais ainda o paciente que sofre algum dano.

Capítulo 5

A COMUNICAÇÃO NO CONTEXTO HOSPITALAR

A capacidade de nos comunicarmos com eficiência não é apenas uma das características que nos diferencia dos animais, é um elo com nossos semelhantes servindo inclusive de alívio em momentos difíceis e de solidão. É uma ferramenta tão essencial nas relações humanas que até mesmo os que se calam transmitem alguma mensagem: estão comunicando o desejo de não falar.

E tão importante quanto comunicar é saber desenvolver uma boa comunicação visando resolver e não criar mais problemas. Diariamente enfrentamos as mais diversas situações em que a boa comunicação ou a comunicação eficaz faz-se necessária. Muitas vezes achamos que transmitimos a informação corretamente ou que nos fizemos entender e na verdade a mensagem foi insuficiente ou absorvida erroneamente devido a alguma falha na comunicação.

Há uma história que reflete bem os danos de uma comunicação ruim. Um jovem executivo tenta impacientemente fazer funcionar uma máquina de picotar papéis sobre a mesa. Um funcionário novo vendo seu diretor diante da máquina sem saber o que fazer, corre para auxiliá-lo, liga a máquina e coloca o papel que vai sendo picotado. O diretor assim que entrega o documento agradece a boa vontade do funcionário e diz: – Obrigado, este documento é muito importante e por nada neste mundo posso perdê-lo, mas eu preciso de apenas uma cópia. Bem, a essa altura já era tarde demais. Embora seja apenas uma história cômica, ilustra bem os erros que uma boa comunicação pode evitar, mesmo havendo as melhores intenções nas relações humanas. Apesar dos mecanismos desenvolvidos para garantir uma comunicação afinada, não existe garantia de que não ocorra falha ou ruído em algum momento.

Se a comunicação é de vital importância no universo corporativo, é preciso alcançar um patamar ainda mais elevado dentro do ambiente hospitalar onde a clareza e precisão em que a mensagem é transmitida pode significar literalmente a diferença entre a vida e a morte. Um exemplo são orientações e receitas médicas que deveriam utilizar linguagem clara e inteligível, mas que ainda persistem com uma caligrafia ruim de muitos profissionais.

Apesar da informatização e sistemas de digitalização ou do prontuário eletrônico que ainda não está acessível a todas as instituições, muito do que é produzido dentro dos hospitais como relatórios médicos, solicitações de exames e medicamentos, prescrições e até mesmo o preenchimento de prontuários é realizado manualmente. Também não é incomum ver o profissional de saúde conversar enquanto redige um relatório ou preenche uma receita, incorrendo no risco de falha ou erro.

Na área de saúde lidamos sempre com gente, portanto é fundamental que o profissional saiba comunicar-se adequadamente para uma correta interação com as demais pessoas. Fatores como o estado emocional do paciente ou do familiar pode afetar o entendimento quando a informação enviada não é a mesma recebida. É preciso atentar principalmente às palavras com sentido dúbio que podem dar margem para interpretações enganosas ou falsas esperanças.

É de vital importância que a comunicação eficaz ocorra desde o momento da chegada ao hospital, para muitos pacientes um ambiente de certa forma estranho e frio, continuando durante todo o tratamento e especialmente após procedimentos cirúrgicos em que os familiares costumam ficar ansiosos por respostas absorvidas avidamente e sem a devida cautela. Nesses momentos uma boa comunicação pode amenizar o sofrimento, preparar os familiares para momentos difíceis ou transmitir a confiança necessária.

A comunicação dentro do hospital entre funcionários atinge seu nível crítico durante urgências ou emergências, em conflitos ou mesmo devido à indisposição pessoal de se expressar bem e claramente quando pode ocorrer alguma distorção. Como o corpo fala a comunicação não verbal também é avaliada pelo interlocutor, as expressões corporais e faciais como o tom da voz, suspiros e até mesmo o olhar pode contradizer toda a informação transmitida. A boa comunicação envolve a empatia, pois em alguns momentos o paciente pode emitir mensagens que apenas um olhar atento pode captar.

O paciente quando está internado sente-se muitas vezes em posição de inferioridade diante dos que cuidam dele. Nessas circunstâncias é muito difícil para ele se abrir ou expressar a dor que sente, ou estabelecer uma comunicação eficaz. A equipe assistencial precisa estar atenta à linguagem utilizada pelo paciente para transmitir o que está sentindo ou desejando. Como nem sempre consegue expressar-se adequadamente é preciso atentar à linguagem corporal para captar seus sentimentos, assim como se policiar para não transmitir uma informação e passar outra, por exemplo, através de expressões faciais.

Para pessoas ativas e independentes ser hospitalizado pode ser uma experiência traumática. A perda da autonomia, a transferência dos cuidados do corpo a um estranho mesmo que reconhecidamente um profissional, em muitos casos afeta o humor e o estado emocional do paciente que se vê banhado e limpo após as necessidades fisiológicas por mãos que não são as suas. Como esse paciente nem sempre saberá transmitir o que sente poderá reagir inconscientemente ao atendimento como forma de autoproteção. O seu instinto de autopreservação pode ferir o profissional que o atende, sem, no entanto ser essa sua real intenção. Trata-se de uma forma de comunicação física externada pela agressão ou atrito, e todas afetam o atendimento prestado.

A forma como uma pessoa tenta transmitir a mensagem pode ser eficiente ou não dependendo de como ela se comporta durante a comunicação, precisa existir harmonia entre voz, gestos e o conteúdo. Cerca de 93% da nossa mensagem está na forma em que ela é transmitida e apenas 7% no conteúdo que será absorvido, razão pela qual muitos palestrantes motivacionais preocupam-se mais com o formato da apresentação e menos com o conteúdo. Como se ouve em muitos ambientes organizacionais, uma mentira dita com segurança e tranquilidade convence mais que uma verdade dita com dúvida e insegurança.

Tipos de comportamento mais comuns demonstrado pelos pacientes:

Passivo   Não expressa suas ansiedades, necessidades e sentimentos. Cala-se diante do interlocutor, pergunta pouco e não costuma questionar os pareceres. Acredita ser inútil questionar e submete-se às orientações e regras apenas concordando, sentindo-se muitas vezes impotente diante das pessoas e da situação.

Agressivo   Costuma reclamar quando acredita que não foi atendido adequadamente. Não é um bom ouvinte ou empático, é impaciente e normalmente crítico, reagindo facilmente ao ser abordado e não é incomum desrespeitar funcionários e demais clientes.

Assertivo   Tem um perfil empático, comunicativo, escuta atentamente e esclarece suas dúvidas. Faz-se entender quando comunica e procura estabelecer uma sintonia com o interlocutor. Tenta interpretar a informação de outros meios quando não consegue entender a mensagem.

A relação paciente-hospital pode ser proveitosa e empática com benefícios mútuos. Há meios de favorecer essa comunicação com técnicas úteis como, por exemplo, procurando igualar-se ao seu interlocutor durante o contato. Ao conversar com o paciente ou familiar o interlocutor deve procurar posicionar-se de forma semelhante a ele/ela. Se estiver em pé o funcionário também deve ficar em pé para que haja uma relação de igualdade entre ambos, evitando uma relação de superioridade de um ou outro. Caso se esteja sentado, a forma como se cruza os braços ou se toca em diferentes partes do corpo pode ser semelhante, embora nunca exatamente igual para não causar embaraço entre o paciente e o funcionário. Isso causará no subconsciente do paciente uma impressão que se traduzirá numa linguagem corporal de entendimento mútuo, melhorando a relação através do processo de indução à semelhança.

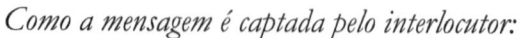

Como a mensagem é captada pelo interlocutor:

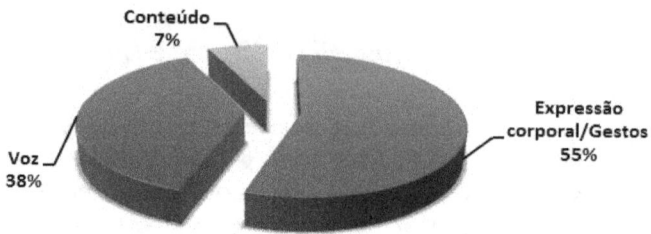

Facilitando a comunicação nos hospitais

Em muitos momentos aquela pessoa desagradável e exigente à nossa frente é em outros uma pessoa dócil e feliz. Em momentos de tensão ou medo normalmente alteramos nosso comportamento, e é o que ocorre com frequência nos hospitais resultando em conflitos devido a imagem que criamos de determinada pessoa ou devido a algum mal entendido numa situação específica. Não é fácil receber pessoas que chegam reclamando ou tratando todos com pouco respeito, até porque ninguém tem o direito de ofender outrem, porém é importante entender que a pessoa à nossa frente está tendo um momento ou um "dia muito difícil", e não que ela é uma "pessoa difícil". Vendo sob outra perspectiva, abriremos a oportunidade para que a própria pessoa perceba onde está exagerando, mesmo que não se retrate.

Em momentos críticos é importante transparecer ao interlocutor que o entende ou compreende, deixando-o falar o que deseja e em alguns casos até mesmo estimulando-o a expor o que tem a dizer antes de responder. Isso funciona como uma válvula para o escape de tensões deixando-o desabafar e tornando-o mais propenso a aceitar outro ponto de vista. Não significa que se está dando razão ao paciente ou a quem agride.

Concordar com alguns pontos em comum ajuda a minimizar o atrito e diminuir as diferenças entre os interlocutores.

O paciente na maioria dos casos não está contra a pessoa ou contra o hospital, ele está apenas a favor dele mesmo. Em última análise, mesmo que não haja o que fazer no momento é importante apresentar ao menos alguma forma de alívio como informar que vai procurar sanar ou solucionar o problema, mesmo que isso não seja possível naquele momento. Não se trata de mentir ao paciente, mas de dar tempo para que ele pense no seu comportamento e para que o profissional possa agir no núcleo do problema.

Outra questão importante na comunicação e que auxilia nos tratos diários é a utilização das palavras e expressões que podem mudar completamente o sentido do que se diz, minimizando ou maximizando uma ou outra informação, como é o caso da palavra "mas". Um cirurgião pode dizer ao seu paciente: − A cirurgia foi ótima, mas vai ficar uma cicatriz! A ênfase aqui ficou na cicatriz embora o mais importante tenha sido a cirurgia bem sucedida. A impressão que o paciente vai levar consigo é da cicatriz como sendo de maior importância do que a cirurgia. Vejamos por outro ângulo a fala do médico ao seu paciente: − Vai ficar uma cicatriz, mas a cirurgia foi ótima! A ênfase ficou no final da oração que enfatiza a cirurgia e não a cicatriz que será uma mera consequência da cirurgia.

Ao referir-se à cicatriz o paciente sempre vai maximizar a vantagem da ótima cirurgia. O que não ocorreria se fosse o primeiro caso. A mesma situação pode ser observada ao dizer que uma mulher está linda, mas o seu sapato está sujo. Toda a beleza se desvanecerá diante do sapato sujo. Enquanto que dizendo que o sapato está sujo, mas que ela está linda exaltará a sua beleza e tornará o sapato sujo algo insignificante.

O mesmo ocorre na nossa comunicação com pacientes, familiares e demais colegas de trabalho. Uma única palavra pode distorcer ou mudar o significado do que estamos tentando dizer. Para um doente que dispõe de tempo deitado numa cama de hospital para analisar cada palavra ou peça de informação que lhe é dada, torna-se um perigo dizer frases impensadas ou passar informações imprecisas. Um "mas" mal colocado pode dar margem a inúmeras interpretações que se refletirá no estado de saúde ou de humor do paciente como um todo. Outras palavras de igual efeito são "se" e o "quando" que transmitem uma ideia de possibilidade e tempo, algo que pode ser irreal para quem conta as horas para a alta hospitalar.

Embora haja mecanismos seguros capazes de garantir uma comunicação eficaz, uma das melhores formas é pedir que o paciente ou familiar explique de volta o que entendeu. Na maioria dos casos é possível perceber claramente os equívocos que mesmo uma boa comunicação pode causar. Afinal se há ruídos na comunicação entre pessoas amadas como dentro de um relacionamento afetivo, não se deve esperar menos das pessoas com as quais mantemos contatos puramente profissionais.

O profissional que escolhe a área da saúde para trabalhar deveria estar ciente que atuará em uma área crítica, atendendo pessoas em situações de medo, estresse e por vezes de risco. É preciso procurar entender as razões que levam uma pessoa a agir estupidamente e que normalmente está assustada, com dor e às vezes com medo de morrer. O Profissional não precisa concordar com a pessoa ou com o seu modo de agir, porém precisa de empatia para não retribuir de forma ríspida e entrar no seu jogo.

É mais comum do se imagina, mas a maioria de nós age da mesma forma quando estamos sob pressão, medo ou risco de morte e nem sempre percebemos. Um exercício simples é perguntar aos nossos familiares como ficamos quando estamos doentes, muitos responderão que ficamos mal humorados, respondemos com estupidez ou nos tornamos ingratos. Ou seja, doentes não são muito diferentes independente se é médico, engenheiro ou administrador de empresas. Portanto, o profissional de saúde jamais deve esperar ver entrar pela porta de um hospital um paciente alegre e saltitante dizendo "Ôba! Tive um infarto!", "Nossa que legal! Estou com câncer!".

A comunicação também afeta a confiança na relação médico-paciente. Cada vez mais os pacientes estão conscientes dos seus problemas de saúde cercando-se de informações antes de procurar um médico ou hospital. Essa busca de informações tem resultado em preocupações de muitos médicos pela fonte nem sempre confiável encontrada em canais como a internet. Parte do problema está na comunicação médico-paciente repleta de termos técnicos e jargões da medicina, explicações apressadas e evasivas e em várias situações percebe-se o desconforto e a antipatia provocada pelo excesso de perguntas e questionamentos feitos pelos pacientes e seus familiares.

Não é incomum médicos ficarem irritados quando o paciente vai ao consultório com muitas dúvidas ou após pesquisar na internet informações sobre a sua doença. Por outro lado, não seria de esperar algo diferente se o paciente sai de um consultório ou hospital com mais dúvidas do que entrou. É sabido que em muitas faculdades de medicina é estimulado o uso da linguagem técnica até mesmo no contato com pacientes. Cria-se uma barreira na comunicação que dificulta o entendimento do real problema do paciente, o que não raro resulta em outros problemas como a dificuldade do paciente em seguir a recomendação médica.

Normalmente o ser humano não consegue reter muita informação em situações de estresse, medo e insegurança, razão pela qual os médicos precisam estimular a presença de outra pessoa que possa ajudar caso o paciente não consiga lembrar-se das orientações após o atendimento. Com o reconhecimento da necessidade de aproximar-se mais do paciente falando a sua língua, o médico dá um largo passo para tornar a relação médico-paciente efetiva e duradoura.

A importância da boa comunicação em hospitais

O trabalho dos que atuam em organizações de saúde envolve não apenas a enfermagem e os médicos, mas todos os profissionais que atuam dentro do hospital. Todos são importantes e agentes que participam no processo de cura do paciente. Tendo todos essa importância coletiva na melhora e tratamento do paciente, qualquer mal entendido entre um funcionário, o paciente ou o familiar pode comprometer os esforços envidados pelos demais profissionais.

O profissional da área administrativa da linha de frente ou da área assistencial possui a importante atribuição de assistir o cliente nos momentos de ausência do médico durante as 24 horas do dia. O contato representa o momento crítico onde toda a instituição é avaliada pelos que a procuram. A fala, as expressões corporais e faciais dizem muito mais ou conseguem transmitir mensagens que não percebemos. Isso significa que podemos achar que enviamos uma mensagem e transmitimos outra bem diferente e que pode ser captada facilmente pelos nossos interlocutores. Trata-se das diversas formas de comunicação tanto verbal quanto não verbal.

Da mesma forma, o profissional que atua dentro do hospital não importando qual a sua área de atuação ou formação profissional, deve aprender a decodificar as mensagens enviadas por seu interlocutor seja paciente ou colega de trabalho. Decifrar mensagens que alguém envia pode não ser tarefa fácil, especialmente em momentos difíceis ou com excesso de trabalho. É primordial procurar entender o significado das mensagens que o paciente emite a todo instante e entender o significado delas. Também, perceber as suas reais necessidades e estabelecer um vínculo de confiança mútua transmitindo a ele a informação que a mensagem foi recebida e entendida claramente.

Quanto maior for a independência do paciente maior a probabilidade de uma experiência traumatizante durante uma hospitalização. Não ser entendido nas suas necessidades é aterrorizante. A perda da autonomia ou a transferência dos cuidados a estranhos resulta muitas vezes em alteração no seu comportamento ou humor. Não é apenas o lado físico, o corpo que pode ser afetado, como também todo o lado emocional e junto o comportamento que pode mudar durante uma hospitalização prolongada e altamente dependente de cuidados de terceiros.

Como não é possível separar o lado psicológico do fisiológico quando se trata do ser humano, a recuperação de alguns pacientes pode depender muito mais do lado emocional do que apenas de fatores físicos. Como o lado emocional pode estar tenso a recuperação costuma depender de como ele se sente durante o tratamento; isso significa que os sentimentos de rejeição ou aceitação pode afetar a forma como trata quem o atende.

Para que entendamos isso precisamos usar de empatia e nos colocarmos na posição do paciente. É um ambiente desconhecido onde muitas vezes não se sabe exatamente o que vai ocorrer e quando. O clima de dor e tristeza que impregna muitos hospitais, principalmente os públicos aumenta o medo e receios interiores. Nesse ambiente o paciente reagirá às vezes inconscientemente como forma de autoproteção, pois está num ambiente estranho imaginando que algo ruim pode ocorrer. O seu instinto natural de autopreservação ou de autodefesa vai falar mais alto, podendo atingir os profissionais que lidam com ele, sem, no entanto ser essa a sua real intenção.

Lidar com pessoas nunca foi tarefa fácil, lidar com pessoas doentes menos ainda. Mas, se essa foi a escolha do profissional de saúde, este precisa lembrar que é normal esperar reações angustiadas durante emergências e quando resulta em morte. Principalmente nessas situações, para que também não se tornem vítimas é preciso uma comunicação clara e efetiva. Dará um pouco mais de trabalho inicialmente, mas ao final ajudará a reduzir muito do desgaste que os profissionais de saúde sofrem nos tratos diários.

Capítulo 6

A QUALIDADE NO CONTEXTO HOSPITALAR

"Qualidade" é um termo de definição subjetiva que costuma ser percebida de forma diferente pelas pessoas, não sendo normalmente algo fácil de ser medido, definido ou diferenciado dependendo da atividade desenvolvida. Um exemplo simples é entregar um serviço com 99,9% de qualidade, um número extraordinário se levarmos em conta a complexidade do mundo em que vivemos. Porém, dependendo da área de atuação 0,1% pode significar 20 mil prescrições médicas erradas em um ano no sistema de saúde, um risco elevado de erros e falhas.

Definir e mensurar a qualidade é algo extremamente difícil, dada sua natureza intangível para cada cliente, especialmente na área da saúde. Os primeiros estudos sobre a qualidade datam das décadas de 70 e 80, quando Donabedian demonstrou que a qualidade que os pacientes percebiam dependia de 30% a 40% da capacidade diagnóstica e terapêutica e em percentual maior, de 40% a 50% da relação estabelecida entre o paciente e os profissionais de saúde, especialmente o médico. Assim, a relação médico-paciente possui um peso elevado na percepção de qualidade do paciente.

Quando se compra um produto é possível ver, até certo ponto manipular e aferir o grau de resistência, durabilidade, cor, peso dentre outros atributos associados à qualidade. Somente ao utilizá-lo é que se tem se a certeza de que o produto atende ou supera as expectativas do consumidor. Quando se trata de um serviço a situação é bem diferente, principalmente os relativos à saúde que são considerados intangíveis e que carrega intrinsecamente a percepção de maior risco. Isso ocorre devido à intangibilidade e a percepção diferente dos resultados dependendo da complexidade do tratamento e da percepção do paciente do resultado. Por exemplo, numa cirurgia plástica a percepção do resultado qualitativo pode diferir grandemente entre um paciente e o médico levando à insatisfação e até mesmo a processos judiciais.

> **Não conformidade**, é o não atendimento a um requisito especificado. Pode ser um erro, um defeito ou uma falha.

Diferente de outras áreas, a qualidade é uma característica intrínseca à atividade de saúde. Não se fica meio bom, parcialmente curado ou com metade da dor. O objetivo é eliminar a doença ou amenizar o problema de saúde que não pode ser curado, como as dores sofridas por um paciente em estado terminal. Espera-se que toda intervenção ocorra para sanar o problema e curar o doente, não restando margem para um serviço razoável. Essa visão torna extremamente complexo o trabalho do profissional de saúde que trabalha muitas vezes com situações imprevisíveis como a reação a determinado tratamento, situações emergenciais, e o próprio risco de morte ou dano permanente como pode ocorrer numa cirurgia.

Com um bem tangível é possível sentir, tocar, cheirar, utilizar repetidas vezes, ver se funciona corretamente e se atende às necessidades do comprador. É maior o grau de confiança, sabe-se que se não funcionar ou apresentar falhas devolve-se, repara ou solicita outro. Com serviços isso não é possível, pois o consumo é simultâneo à produção. Assim, embora seja possível fazer uma nova cirurgia ou um novo exame, o resultado pode não ser percebido de forma semelhante. E a mesma ação não pode ser repetida, um novo exame ou cirurgia será "outro" exame e "outra" cirurgia, e nunca o mesmo serviço ocorrendo em duplicidade.

Entende-se que quanto maior a variação da qualidade maior a percepção de risco de um produto ou um serviço. No segmento de saúde não é diferente, quanto maior a variação de opinião entre médicos, maior a percepção de risco do cliente. O mesmo ocorre com determinados procedimentos realizados em poucos hospitais ou quando há poucos profissionais que realizam determinada cirurgia, sabe-se que os riscos são maiores.

O esquema abaixo mostra a variabilidade da percepção de risco em produtos (bens tangíveis) e serviços (intangíveis). Quanto maior a percepção de um menor a do outro.

Serviços	Risco: percepção decrescente	Produtos
Intangível	Risco: percepção crescente	Tangível

Se a percepção de qualidade é difícil de ser medida e varia de uma pessoa para outra, processos podem e devem ser padronizados para garantir que o resultado ideal seja alcançado. Os grandes hospitais normalmente possuem um setor ou departamento que zela para que a qualidade dos serviços e procedimentos seja mantida baseada em indicadores e padrões reconhecidos no segmento. Dentre as ferramentas utilizadas para medir a qualidade está o ciclo PDCA, o Diagrama de causa e efeito, o gráfico de Pareto e o *Brainstorming* que podem ser utilizados em conjunto ou com um complementando o outro.

Uma das características que pode estimular a qualidade dos serviços é promover o encontro da expectativa do cliente com a realização do serviço no tempo adequado, o que pode ser obtido através da utilização de indicadores. Dentre as reclamações ouvidas nos serviços de saúde públicos, por exemplo, está a demora no atendimento ou do tempo necessário para se realizar uma cirurgia.

Possuir um processo claro de agendamento e orientação ainda é a melhor saída, sempre informando o cliente o *status* ou o tempo do seu atendimento, quanto tempo vai levar, para que o atendimento ocorra ou a cirurgia seja realizada, se houve desistências, óbitos ou outras mudanças que anteceda a programação. Há numerosas ferramentas que auxiliam nesse processo, tornando os clientes mais satisfeitos e a atuação profissional menos desgastante ao atender reclamações evitáveis.

Ferramentas	Objetivos
Brainstorming	Levantamento das possíveis causas
Diagrama de causa e efeito	Organização das possíveis causas
	Coleta de dados das possíveis causas
Lista de verificação	Agrupamento dos dados de origem comum
Estratificação	Visualizar por ordem de importância
Gráfico de Pareto	Planejamento das ações
5W2H	

Ao estabelecer uma informação efetiva não se cria expectativas e cobranças desnecessárias. É preciso ter em mente que esperar é desagradável, principalmente quando existe a ansiedade pelo resultado de um exame que vai definir uma conduta médica a ser tomada. Para o profissional de saúde é mais um exame, mas para o paciente pode ser um veredicto que afetará a vida e todo o futuro dele.

Como o tempo é algo relativo entre as pessoas, uma hora de espera pode ser uma espera infindável dependendo da tensão do cliente ou de como este tem suas necessidades atendidas. Para outros pode ser uma espera rápida. É preciso lembrar que o tempo de quem trabalha é diferente do tempo de quem espera, e é mais cansativo mentalmente esperar do que estar envolvido em outras atividades inerentes à função. Assim para que a assistência seja efetiva, é imprescindível:

> ➤ Definir os serviços a partir da perspectiva do paciente
> ➤ Organizar a assistência com base na solução das necessidades do paciente
> ➤ Desenvolver times multidisciplinares que trabalhem em uníssono
> ➤ Mensurar os resultados para acelerar o aprendizado e aplicá-los do dia-a-dia

Para mensurar os resultados e aplicá-los diariamente, os indicadores são de inestimável ajuda principalmente para avaliar a qualidade dos serviços prestados, mesmo que seja algo subjetivo como a satisfação do atendimento, quer seja quantitativo ou qualitativo. É digno de nota que situações como excesso ou ausência de reclamações são, por exemplo, indicadores subjetivos de que alguma coisa está errada na instituição restando, portanto, utilizar indicadores objetivos para detectar o problema. Porém, os indicadores devem ser usados com moderação, pois será de pouca utilidade ter dados sobre tudo se não forem usados de forma apropriada. A falta e o excesso de indicadores podem ser prejudiciais à saúde da gestão.

Para que seja efetivo é preciso saber o que medir e qual instrumento de medida mais apropriado para a mensuração utilizando inclusive dados padronizados passíveis de comparação, cuja coleta seja semelhante em todos os casos. Para que os indicadores sejam úteis devem ser produzidos e utilizados regularmente visando à formação de séries temporais permitindo visualizar as tendências no tempo e nos dados encontrados. Deve possibilitar também comparações locais, regionais, nacionais e se possível internacionais, podendo ser mantidos restritos ou disponibilizados ao público.

Atualmente a consciência dos próprios direitos e do que se espera de um produto ou serviço adquirido tem aumentado entre os consumidores de todas as classes sociais. A área de saúde não pode se dar ao luxo de produzir resultados com baixa qualidade, é um atributo que precisa estar intrinsecamente ligado à vida. Não deve haver margem de erro quando se trata de vidas humanas, razão pela qual as ferramentas da qualidade precisam estar presentes com maior intensidade no ambiente hospitalar.

Embora a cura do paciente seja atribuída unicamente ao médico, e é realmente ele quem detém o conhecimento que leva à cura, todos participam do processo de cura do paciente de alguma forma. Portanto a qualidade deve permear todas as ações desenvolvidas dentro e fora da instituição envolvendo os médicos, demais profissionais e até os fornecedores. A importância desses processos reside no fato das diferentes se complementam ou se repelem. Cada profissional desempenha a sua função com algum grau de motivação diferente do outro e essas energias, muitas vezes discrepantes podem afetar o paciente ou a forma como o trabalho é desenvolvido dentro do hospital.

Ambiente de recuperação do paciente - Área de Conflitos		
Cuidados médicos e de enfermagem	Administração eficiente	Excelente estrutura física e de serviços
Atendimento ruim-frio	Fadiga e cansaço	Trabalho insatisfatório

A figura acima mostra como o trabalho desenvolvido pelos profissionais de saúde pode estar em conflito com as contingências internas e externas, que envolvem desde o cuidado eficiente até a falta de estrutura para trabalhar, minimizando ou maximizando os benefícios que o tratamento causa no paciente.

Certificação: um compromisso com a qualidade na área da saúde

Apesar de ainda ser pouco conhecido pelo cliente de saúde, o processo de certificação ou acreditação hospitalar, seja nacional ou internacional é de extrema importância para garantir que haja um atendimento qualitativo para que seja resguardada a segurança do paciente e que a instituição siga políticas, processos e protocolos que assegure ao paciente o melhor cuidado. Em diversos países o processo de certificação da qualidade é visto como algo comum permeando diversos segmentos como a educação e a saúde, existindo inclusive a recomendação de alguns governos para que seus cidadãos procurem em outros países apenas instituições acreditadas.

No Brasil apenas 4% das instituições de saúde são acreditadas, número baixo em comparação com outros países cujo montante chega a 90%. A população ainda não atentou à importância de hospitais possuírem algum selo que garanta a qualidade dos serviços que prestam à população, sendo que a iniciativa tem partido dos próprios gestores em melhorar a eficiência e segurança dos processos e rotinas internas. É bom para a instituição e melhor ainda para o paciente.

Normalmente os hospitais têm atribuído ao departamento ou setor da qualidade a responsabilidade pela implantação e manutenção do processo de certificação. Esse setor tem se tornado um vetor da qualidade nos hospitais disseminando ações como uma constante na rotina dos profissionais de saúde, mudando a mentalidade de muitos profissionais para que entendam que se trata de uma obrigação e não apenas um diferencial no atendimento ao cliente de saúde. Ao disseminar a qualidade, acaba estimulando mudanças físicas e estruturais na instituição, que direta ou indiretamente estimula também o desenvolvimento de novos projetos de melhoria interna.

A acreditação é um processo utilizado pelas organizações de saúde para implantar a gestão da qualidade nos serviços que presta à sociedade. Trata-se de um processo voluntário no qual as instituições se submetem a alguma organização especializada em avaliar educativamente e promover melhorias constantes. A acreditação hospitalar tem sido encarada como um meio de garantir que os hospitais satisfaçam um conjunto de medidas estabelecidas e definidas como melhores práticas pelas entidades acreditadoras.

Exemplos de organizações certificadoras e acreditadoras

Sigla	Organização Certificadora/Acreditadora
JCI	Joint Commission on Accreditation of Healthcare Organizations
EFQM	European Foundation for Quality Management
QHA	Trent Accreditation
ISQua	International Society for Quality in Health Care
IQG	Instituto Qualisa de Gestão (Health Services Accreditation)
ACHSI	Australian Council on Healthcare Standards International
HIQA	Health Information and Quality Authority
UKAS	United Kingdom Accreditation Services
COHSASA	Council for Health Service Accreditation of Southern Africa
CHKS	Comparative Health Knowledge Systems
ONA	Organização Nacional de Acreditação
TJCHA	Taiwan Joint Commission on Hospital Accreditation
HAS	Haute Autorité de Santé
NCQA	National Committee for Quality Assurance

ISO	International Organization for Standardization
ITAES	Instituto Técnico para Certificação de Instituições de Saúde
CCHSA	Canadian Council on Health Services Accreditation
CBA	Consórcio Brasileiro de Acreditação

Cabe a cada organização optar pelo sistema que mais se adequar ao seu tamanho e orçamento em vista dos custos envolvidos. Como resultado, as instituições que passam por esse sistema de avaliação de alta qualidade, entram para um seleto grupo de hospitais com padrão de qualidade reconhecido nacional e internacionalmente, sendo inclusive recomendadas por governos, empresas e demais instituições de saúde de outros países ou regiões. É um diferencial importante para o hospital que deseja ser reconhecido no mercado e ainda atrair uma demanda internacional qualificada mesmo que em busca de tratamentos alternativos ou melhores preços. Nos últimos anos essa tem sido uma das exigências para participar de programas de saúde pública do governo.

As organizações de saúde aprovadas recebem um "certificado" com validade limitada, geralmente de dois a quatro anos, podendo ser renovado após o período vencido. No caso do Brasil, o padrão ou sistema internacional que tem sido adotado para avaliação por vários hospitais tem sido o da *Joint Commission International*, com validade de três anos. O modelo Canadense também tem sido bem aceito e uma alternativa ao modelo americano.

Outros meios de mensurar a qualidade utilizada nos hospitais como um todo, também estão relacionados ao processo de acreditação, exceção feita quando setores ou departamentos utilizam-se das normas ISO (*International Organization for Standardization*). Dentre as instituições avaliadoras nacionais estão a ONA (Organização Nacional de Acreditação) e o CBA (Consórcio Brasileiro de Acreditação). Ambas utilizam padrões de avaliação similares aos internacionais, porém adequados e voltados para a realidade do país e da instituição alvo da avaliação. O Consórcio Brasileiro de Acreditação, por exemplo, é o correspondente da *Joint Commission International*, sendo utilizado para o trabalho de preparação do hospital para as visitas de avaliação feitas por essa organização.

São avaliados normalmente os riscos que não possuem relação direta com o paciente, conhecidos como "não clínicos" como a estrutura física, a política de gerenciamento de resíduos, o sistema de ar-condicionado e outros equipamentos, gases medicinais e riscos diversos como de incêndio. Já o "risco clínico" envolve a ação direta ou indireta dos profissionais que lidam com os pacientes que seja caracterizado pela ausência ou deficiência de políticas ou ações na prestação do serviço ao paciente.

Independente do sistema adotado pela organização de saúde, como se trata de uma adesão voluntária, é reconhecido no segmento de saúde que a busca da qualidade por uma instituição de saúde é um compromisso claro e inequívoco com a qualidade. Algo que deveria permear todo o segmento e a consciência dos profissionais. Pois, se lida com o bem mais precioso de uma sociedade, a vida humana.

Dentre as formas de percepção da qualidade está a utilização dos serviços do hospital por profissionais sem que os funcionários saibam quem os está avaliando, apenas cientes que estão sendo avaliados permanentemente. A utilização dos serviços de um cliente misterioso ou por membros da administração que não sejam tão conhecidos, impede alguma forma de tratamento diferenciado e garante a isenção na avaliação.

Avaliadores externos na situação de pacientes podem avaliar os serviços criando situações que variam de simples a complexas, de acordo com a capacidade de cada funcionário sendo isentos no julgamento ao divulgar a qualidade do atendimento. Situações semelhantes podem ocorrer, porém, com os clientes em outras áreas. Auditorias internas não programadas também ajudam a apontar melhorias a serem adotadas e conscientizar o profissional das suas responsabilidades.

Outros meios de avaliação costumam ser realizados por

contatos telefônicos e questionários que quantificam os pacientes que retornariam ao hospital caso precisassem de novos cuidados médicos, e quais motivos o desestimulariam de retornar. Um bom trabalho de *after marketing* pode corrigir algumas distorções e trabalhar possíveis melhorias. Um dos melhores meios de coleta de informações está dentro do próprio hospital, a base da pirâmide. Embora negligenciados, os funcionários da linha de frente sabem quais são os principais problemas e muitas vezes a melhor solução para eles, não tendo condições ou mesmo não desejando mudanças que venham afetar sua rotina.

Algumas ferramentas comuns à administração podem ser utilizadas com sucesso para detectar as causas de problemas ou não conformidades, com processos pré-determinados visando melhorias e resultados qualitativos. A utilização da metodologia PDCA (*Plan, Do, Check* e *Action*), Diagrama de Causa e Efeito ou Diagrama de Ishikawa, 5W2H, Matriz de Priorização, *Brainstorming* dentre outras são ferramentas valiosas na avaliação da preparação da organização.

Não é incomum a alta administração ao traçar planos e criar estratégias de gerenciamento focar principalmente as áreas gerenciais, negligenciando parte importante dos atores que atuam nesse processo. Convidar ex-pacientes, funcionários envolvidos no atendimento ou em áreas assistenciais e fornecedores em ocasiões diferentes para opinar sobre os serviços, pode mostrar onde estão as áreas ou profissionais que atuam com excelência e onde as dificuldades estão localizadas. Ouvir quem presta o serviço e quem compra o

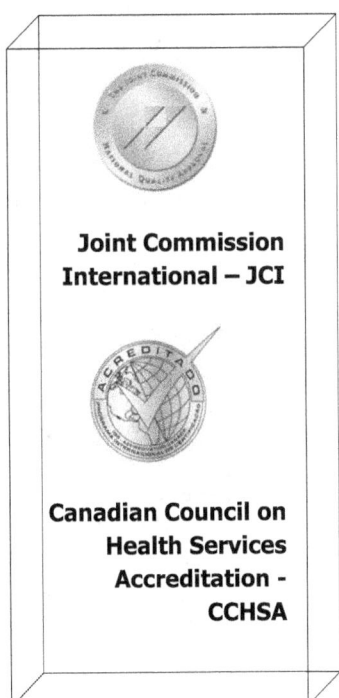

Joint Commission International – JCI

Canadian Council on Health Services Accreditation - CCHSA

serviço prestado pode gerar uma quantidade de informações novas que serão úteis na análise do atendimento, apresentando situações geradoras de problemas que podem passar despercebidas resultando em retrabalho ou queda na qualidade.

Melhorar a qualidade dos serviços oferecidos costuma exigir comprometimento dos funcionários e maior atenção ao trabalho, o que tira alguns da zona de conforto que estão acostumados, resultando em rejeição ou resistência. Porém, são problemas fáceis de serem debelados quando trazidos à atenção, resultando em melhorias no próprio ambiente de trabalho reduzindo o absenteísmo ou mesmo a rotatividade de profissionais, muito comum em hospitais.

Muda também a atitude dos profissionais de saúde de não atender o cliente de forma automatizada, mostrando-se solidários e sensibilizados ao invés de escravos de uma rotina. Lidar com pessoas não é fácil, mas pode ser compensador se for prazeroso para os dois lados, do profissional e do paciente.

A qualidade nos serviços oferecidos aos clientes pode tornar o hospital mais preocupado em atender as rotinas internas do que em vender o seu serviço. Dentre as maiores razões de queixas em hospitais está o atendimento ruim seguido do tratamento médico. Ou seja, o produto que o hospital está oferecendo pode até ser bom, porém a forma como ele é oferecido é que pode causar dissabores. Um estudo realizado nos Estados Unidos, pelo *South Community* Hospital na cidade de Oklahoma, resultou nos seguintes dados sobre os motivos que levaram os pacientes a não retornarem uma segunda vez ao hospital.

Percentual e motivo do não-retorno ao hospital	
68%	dos pacientes se sentiram mal atendidos no hospital
14%	dos pacientes ficaram insatisfeitos com os serviços
9%	dos pacientes migraram para a concorrência
5%	dos pacientes procuraram outras alternativas de tratamento
3%	dos pacientes mudaram de endereço
1%	dos pacientes morreu

Fonte: Mezomo (1995)

A saúde é um segmento da economia que parece não sentir a falta de clientes, nem mesmo diante de crises econômicas que reduzem a demanda em outras áreas. Principalmente devido à crescente preocupação com o bem-estar e que está elevando o volume de atendimento em praticamente todas as áreas da saúde. Porém, poucos gestores calculam o custo resultante com o investimento perdido na atração do cliente ou o custo da perda. Podem ser perdas bem discretas resultantes de um *email* que não foi respondido, uma ligação não atendida ou retornada, ou ainda um atendimento prestado rudemente ou com indiferença. Muitos clientes que não estão atrelados ao local migrarão para a concorrência.

A organização não governamental americana SCORE®, especializada em orientação para o mercado realizou um estudo sobre os danos que os funcionários podem causar em uma empresa por não atender adequadamente seus clientes. É importante notar que se trata de um estudo realizado nos Estados Unidos envolvendo empresas de serviços e de produtos, ou seja, não significa que a situação ocorra na mesma proporção no Brasil.

- Custa cinco vezes mais atrair um novo cliente do que manter um existente.
- Um funcionário do menor escalão pode fazer com que a empresa perca mais clientes, do que outro funcionário do alto escalão poderia atrair.
- 91% dos clientes insatisfeitos jamais voltarão a adquirir algum produto ou serviço com a mesma empresa.
- Clientes insatisfeitos falarão em média com 8 a 16 pessoas sobre o serviço recebido ou produto adquirido, enquanto que cerca de 10% dos clientes insatisfeitos falarão com até 20 pessoas.
- Em média, para cada cliente que reclama 26 outros ficarão em silêncio.
- Caso a empresa atue reparando a prestação de um serviço ruim, em média de 82% a 95% dos clientes outrora insatisfeitos

voltam a fazer negócios com a mesma empresa. (*Service Recovery*)

Calcular o valor investido, o montante de novos clientes atraídos e os clientes perdidos permitirá que o gestor tenha números seguros e confiáveis na tomada de decisão diária. Inicialmente o hospital precisa identificar o que motivou o cliente a procurar ou abandonar o hospital. Algumas campanhas de marketing com anúncios em revistas, televisão e jornais podem ser identificadas pelos clientes. Outros recebem referências de amigos e ainda há os pacientes que utilizam o hospital indicado pelo médico de confiança. Uma divulgação que atraia menos clientes que o custo envolvido pode sair tão caro para uma instituição de saúde, quanto ver esses mesmos clientes procurar outra instituição por que não gostaram do atendimento prestado.

Fidelizar o cliente tem sido um grande desafio para qualquer empresa, mesmo que seja para as instituições de saúde. Os hospitais tinham a seu favor a dependência do tratamento, do médico ou da tecnologia que somente poderia ser encontrada em poucos locais. Com a profusão de novos hospitais existentes no mercado, um cliente pode optar por outro profissional ou hospital melhor, mudar o tratamento ou ainda recorrer facilmente a meios alternativos. A concorrência tornou comum muitos dos tratamentos realizados em poucos locais, além de agregar valor aos serviços oferecendo uma estrutura de qualidade superior aos hospitais tradicionais.

Ao investir na qualidade dos seus serviços o hospital está investindo na melhoria do atendimento, mantendo os antigos e atraindo novos clientes, podendo inclusive inovar e servir de modelo para outros hospitais que o seguirão com o passar dos anos. Essa atitude de inovar por parte dos hospitais tem resultado em serviços diferenciados com alto valor agregado traduzindo-se em experiências bem sucedidas. A percepção da qualidade no mercado, não apenas reterá o cliente quando este precisar retornar e ainda será apontado como padrão de eficiência quando for citado pelo mercado.

O cliente misterioso em serviços de saúde

James Hunter no livro "O monge e o Executivo" através de uma história simples, porém poderosa, mostra que a maioria dos funcionários trabalha para os chefes e diretores de uma empresa e não para os clientes. Por mais que se escrevam livros e seja ensinado em cursos de administração que os clientes devem ser privilegiados na atenção recebida, na maioria das vezes o funcionário sabe pela prática que é o seu chefe quem pode demiti-lo ou promovê-lo mais facilmente e nem sempre o cliente. Dr. Lawrence Peter no seu livro "A Pirâmide de Peter" aborda essa inversão no cuidado ao cliente muito comum nas empresas modernas, mesmo nos hospitais, com a maioria estando a serviço de uma minoria (liderança) dentro de uma empresa.

Portanto, a primeira grande mudança precisa vir dos gestores, de simples líderes de equipes aos executivos de último escalão dentro dos hospitais. Como o processo de aprendizado é constante, nenhuma liderança pode dar-se ao luxo de não participar de cursos e treinamentos periódicos dentro ou fora do ambiente hospitalar. Não é apenas o mundo que se tornou dinâmico, todas as áreas de atuação estão seguindo o mesmo ritmo. Ademais, com os inúmeros cursos à distância que variam de cursos rápidos a pós-graduação, ninguém mais pode argumentar que não consegue se atualizar. Principalmente quando o tema é qualidade no atendimento ao cliente, as empresas brasileiras, incluindo a maioria dos hospitais ainda são falhas em oferecer um serviço de qualidade aos seus clientes.

Para os profissionais a percepção é que estão fazendo o seu melhor ou estão prestando um atendimento adequado e qualitativo. Porém, pode existir um conflito no que é a assistência ou o atendimento ideal, baseado na percepção de cada prestador. Principalmente com os brasileiros que são calorosos e amáveis por natureza, pode-se confundir muito facilmente qualidade com relação amistosa com o cliente. Algumas perguntas precisam ser feitas, como "Estamos realmente oferecendo o atendimento que nossos clientes desejam? Nossos clientes estão gostando dos serviços que estamos prestando, retornarão e indicarão para outros? Estamos oferecendo os serviços de acordo com as melhores práticas do mercado?"

É importante avaliar as respostas, evitando levar em conta apenas a clientela cativa do hospital e focar principalmente o cliente flutuante, aquele que não tem nenhum compromisso com a instituição. Os clientes opinarão baseados na experiência que possuem dos serviços, enquanto clientes novos ou que utilizam outros hospitais possuem uma opinião crítica mais valiosa por estarem desatrelados da instituição.

Uma ferramenta utilizada com muito sucesso em diversos países e normalmente em empresas bem sucedidas é o *Mistery Shopper* ou *Mistery Client*, também conhecido em português como o cliente misterioso. Trata-se normalmente de uma auditoria da qualidade do serviço prestado ao cliente onde um profissional, normalmente um auditor, utiliza os produtos ou serviços de uma empresa sem que seus funcionários saibam que estão sendo avaliados. A ação pode ser realizada por um membro da empresa que seja desconhecido quando há o atendimento pessoal, pelos gestores por telefone ou contratando-se uma empresa externa. O serviço tem a vantagem de reconhecer o trabalho dos funcionários mais competentes, treinar os funcionários deficientes e detectar as falhas ou *gaps* no atendimento prestado ao cliente.

Muitos hospitais gastam pequenas fortunas com material impresso, treinamentos, ações de marketing e divulgação na mídia sem, no entanto avaliar adequadamente o atendimento prestado por cada profissional. Para a empresa o atendimento está sendo bom se estatisticamente as reclamações estiverem abaixo da média de empresas similares. No segmento de saúde perder um cliente pode representar de algumas centenas a dezenas de milhares de reais. De uma simples consulta a uma cirurgia de alta complexidade. Um único cliente pode representar uma alta perda para o hospital, mais ainda se houver opções no mercado e for influenciado por terceiros a procurar outro serviço.

Ao receber os resultados, cabe à alta administração definir as estratégias que a instituição seguirá evitando encontrar culpados quando problemas forem detectados, apresentando as falhas sob uma perspectiva positiva e com o foco na melhoria constante. Um meio eficiente de lidar com a qualidade no atendimento ao cliente é inserindo as ações nos programas já existentes de assistência e segurança ao paciente ou de treinamento aos profissionais de saúde. As ações precisam permear todos os níveis dentro de um hospital, envolvendo principalmente os médicos e equipe de enfermagem, como algo espontâneo e não como mais uma cobrança e exigência dentro do ambiente hospitalar.

Outro problema comum é a caça às bruxas que ocorre quando as falhas ficam evidentes. O gestor na intenção de mostrar que corrigiu as falhas ou está tomando ações enérgicas age com estupidez ao demitir ou punir o funcionário que cometeu o erro. Despercebendo que o primeiro erro é do gestor que não soube contratar, não soube treinar ou não soube orientar. Satisfaz-se a alta administração com ações incompatíveis com o problema que, muitas vezes, está embutido na prática diária, na cultura do hospital ou na incompetência da gerência que tende a transferir a culpa para os seus subordinados.

Investigar as falhas envolve ir fundo nas razões que levam o profissional a agir erroneamente. O que as empresas não tem feito, muitas vezes por que realmente não querem saber o que de fato ocorre perpetuando o problema. Neste cenário, talentos procuram outras instituições ou ficam escondidos sob o eterno temor de muitos gestores de perder seu lugar para profissionais mais competentes. Lee Iacocca numa de suas célebres frases, disse certa vez que a habilidade de contratar pessoas mais competentes que ele, mostrava que ele era mais inteligente que elas. Seria um grande avanço se os administradores hospitalares contratassem gente mais competente que eles para atender os clientes, o que deixaria esses gestores mais tranquilos e seguros para atuar estrategicamente pela empresa.

Capítulo 7

O PROFISSIONAL DE SAÚDE COMO VETOR DE CONTAMINAÇÃO EM HOSPITAIS

Uma das profissões cujos profissionais são mais fáceis de identificar nos grandes centros urbanos ou grandes cidades, é o profissional de saúde. Com suas roupas brancas, nem sempre impecáveis, estão presentes em todos os lugares do transporte público a lojas, bares e restaurantes. A concentração aumenta no entorno de hospitais, clínicas e locais onde exista um número maior de empresas ligadas à saúde. Difícil, muitas vezes, é identificar quem é quem. Quem é médico, enfermeiro, auxiliar de enfermagem, nutricionista, fisioterapeuta ou outra profissão da área de saúde. Porém, uma coisa todos parecem carregar em comum além do jaleco branco, um elevado número de bactérias nas suas vestimentas ou nos seus uniformes.

No entorno de grandes hospitais ou de universidades com cursos de medicina é comum ver grupos de profissionais ou de jovens estudantes em bares, lanchonetes e restaurantes. Em alguns casos mais específicos, funcionários paramentados com vestimenta exclusiva de unidades fechadas e críticas como Unidades de Terapia Intensiva ou centro cirúrgico que saem para resolver alguma pendência em setores internos do hospital, para comprar lanches ou falar com amigos e familiares em áreas públicas, retornando ao ambiente sem a devida assepsia. Se ocorre nos grandes centros urbanos, ocorre também nos menores e em grau de intensidade maior em hospitais públicos com menor controle ou políticas rígidas de prevenção à contaminação hospitalar.

Parece estranho que o profissional treinado para reduzir e combater contaminações e infecções hospitalares contribua com elas ao se transformar em um vetor de contaminação. Mais estranho ainda é o assunto ser um tabu entre os profissionais que não o discutem ou saem com as mais diversas escusas para justificar a utilização no trajeto casa-trabalho-casa. Como em outras situações não há muitos estudos científicos sobre o tema no Brasil, ou qual o impacto ou efeito do contato do profissional de saúde, especialmente o envolvido na parte assistencial sem a devida higienização da sua vestimenta antes e após a jornada de trabalho.

Normalmente os profissionais utilizam suas roupas pessoais ou uniformes fornecidos pelos hospitais para ir e vir do trabalho. Nesse trajeto entram em contato com numerosas pessoas que utilizam o transporte público, algumas das quais doentes e que também já levam consigo sua carga de bactérias. Mesmo quem se utiliza de transporte privado ainda assim entra em contato constante com materiais contaminados e ambientes insalubres. Ao chegar ao ambiente de trabalho assumem seus plantões ou atendem seus pacientes com a roupa que vieram. Em muitos casos, há profissionais com uma jornada dupla de trabalho saindo de um hospital e entrando em outro, levando na sua roupa o resultado das horas de trabalho do emprego anterior.

Essa descrição mostra o que ocorre na prática diária para grande parte das pessoas que trabalham no segmento de saúde, e abrange desde o profissional de áreas administrativas ao médico que não abre mão de usar sua própria roupa durante o atendimento. Muitos ainda insistem no estetoscópio no pescoço, o que há anos tornou-se um símbolo emblemático da medicina. Com o tempo o jaleco tornou-se mais de um acessório de moda do que necessariamente um Equipamento de Proteção Individual (EPI), cujo objetivo deveria ser o de criar uma barreira de proteção entre o profissional de saúde e o paciente. Apesar de ter seu uso proibido fora do ambiente de trabalho não recebem a higienização adequada, pois muitos deles não são higienizados diariamente, são vistos sobre cadeiras e poltronas sujas, jogados sobre bancos de carros e ainda sobre pastas e braços nos transportes públicos.

Em um estudo realizado num hospital-escola em 2010,

duas pesquisadoras coletaram 96 jalecos utilizados por estudantes de medicina para avaliar a presença de micro-organismos nos aventais. Destes, 95,83% apresentavam algum tipo de contaminação inclusive pela bactéria *staphilococcus aureus,* agente causador de infecção hospitalar com uma taxa de contaminação dos que utilizavam o jaleco médico com 97,91% das amostras. Os locais mais contaminados era a região dos pulsos e dos bolsos. Apesar da limitada amostra e o questionamento do jaleco como equipamento eficiente de proteção para o profissional de saúde e o paciente, este estudo mostra como é alto o risco de contaminação presente na vestimenta do profissional de saúde, seja ela o jaleco ou a própria roupa de trabalho.

Sabe-se que o uniforme ou jaleco não vai proporcionar grande proteção para o paciente e para o profissional de saúde se não incluir outras medidas conjuntas como sua higienização e cuidado adequado, troca da roupa pelo uniforme durante a assistência ao paciente e a higienização adequada das mãos antes e após cada atendimento. Infelizmente, muitos médicos dizem que o jaleco contaminado não apresenta riscos à saúde do paciente, praticamente endossando uma ação cotidiana desabonadora para os próprios médicos. O simples ato de lavar as mãos e os pulsos regularmente de forma adequada, principalmente entre o atendimento de cliente e outro reduziria o nível de infecção em muitos hospitais.

São bem conhecidos os problemas relacionados com a crescente resistência de micro-organismos a antibióticos, os custos elevados com os casos de infecção hospitalar e os problemas resultantes para pacientes que se encontram em situação desfavorável a doenças potencialmente evitáveis. Precisa existir uma mudança de mentalidade e maior

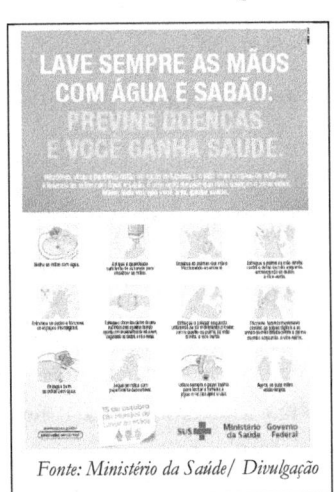

Fonte: *Ministério da Saúde/ Divulgação*

responsabilidade dos profissionais de saúde em aceitar essa atitude como insalubre, e que eles também participam da cadeia epidemiológica, mesmo que indireta e inconscientemente quando não mudam os hábitos e costumes comuns à profissão. Outros estudos existem envolvendo até mesmo a odontologia onde a utilização da roupa e do jaleco também pode ser questionada como barreira eficaz de prevenção.

Há hospitais que utilizam jalecos descartáveis e outros paramentos para que os funcionários troquem de uniforme ao adentrarem à sua unidade. Porém, isso não soluciona o problema de base que existirá na vestimenta sob o jaleco, se ambos não estiverem higienizados será pouca a eficiência que um terá sobre o outro.

Ademais, é bem sabido no segmento da saúde a dificuldade de eliminar microrganismos de tecidos como o poliéster e o algodão dentre outros utilizados em hospitais, inclusive no período de crescimento dos microrganismos mais resistentes após a lavagem do enxoval hospitalar. Se já é difícil lidar com esse problema com equipamentos e produtos adequados, é de se imaginar os riscos quando não há a devida atenção ao problema. Não poderia ser diferente quando vem à mente a imagem do médico que diz para o paciente parar de fumar, e entre uma consulta e outra acende um cigarrinho para relaxar.

De acordo com a Organização Mundial de Saúde (OMS) abordando os países desenvolvidos, apenas nos hospitais referência na Europa ocorrem cerca de cinco milhões de casos de infecções associadas ao cuidado à saúde. Esse volume representa cerca de 25 milhões de dias de internação adicionais ao tratamento e custos que variam entre 13 e 24 bilhões de Euros.

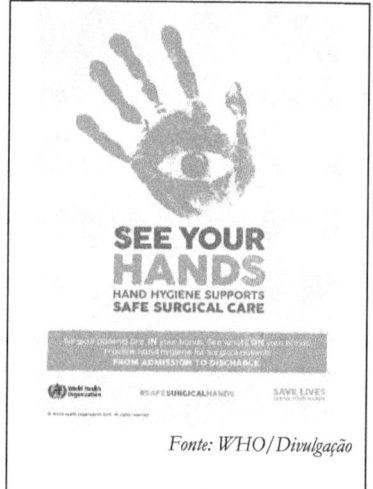

Fonte: WHO/Divulgação

As infecções isoladamente contribuíram para aumentar a mortalidade em cerca de 1% ou 50.000 mortes por ano, contribuindo para a morte de 2,7% ou 135.000 pacientes por ano. Nos Estados Unidos a estimativa foi de 4,5% em 2002, representando 9,3% por cada 1.000 pacientes/dia, com 1,7 milhões de pacientes afetados e resultando em 99.000 mortes. Os custos em 2004 com as infecções chegaram a US$ 6,5 bilhões. (*WHO – Guidelines on Hand and Hygiene in Health Care*)

Se os números são preocupantes em países desenvolvidos que possuem um bom sistema de mensuração, podem ser assustadores em outros com menor controle. Não se trata de uma situação generalizada em todo o mundo, há países desenvolvidos que possuem hospitais precários enquanto países em desenvolvimento possuem hospitais modernos e de alta complexidade. Como abordado nas diretrizes da OMS, a higiene das mãos pode fazer uma grande diferença em reduzir os casos de infecção, os custos associados e as mortes resultantes. Deveria ser uma preocupação global com a higiene que vai além do enxoval hospitalar, abrangendo também uniformes, jalecos e mesmo objetos pessoais durante o contato com os pacientes.

No Brasil todos os anos o Ministério da Saúde veicula alertas sobre a importância de se lavar as mãos corretamente como meio de reduzir os casos de infecção e contaminação dentro e fora do ambiente hospitalar. Importante para a população em geral, imprescindível para o profissional de saúde. Algumas regiões já tomaram a iniciativa em coibir o uso do jaleco fora do ambiente de trabalho como em Belo Horizonte (MG), e no estado de São Paulo o governo também sancionou uma lei que proíbe os profissionais de saúde de utilizarem os jalecos e outros EPIs (Equipamentos de Proteção Individual) fora do ambiente hospitalar, algo que deveria ser seguido por todos os estados. Infelizmente a lei não abrange também a roupa que o profissional utiliza para ir e vir do trabalho, o que deveria ser uma questão mais de bom senso do que necessariamente de legislação.

Digno de nota é a lei em São Paulo ter enfurecido alguns

médicos ao alegarem que jalecos sujos ou contaminados não causam nenhum dano ao paciente, sendo um exagero desnecessário. Trata-se de uma mentalidade arraigada na cultura brasileira que levará ainda algum tempo para ser mudada. Infelizmente, os profissionais de saúde que atuam em dois ou mais hospitais e utilizam a mesma roupa nesses hospitais despercebem que não estão apenas levando bactérias de um hospital para o outro, chegando aos seus lares abraçam seus filhos ou pessoas amadas expondo-as a um risco desnecessário. Não são apenas os micro-organismos que chegam ao hospital através da roupa, são também os que retornam para casa e são distribuídos nos transportes públicos durante a volta para o lar.

Cuidando de quem cuida dos outros

Poucas áreas necessitam tanto de apoio para desenvolver seu trabalho quanto no segmento de saúde. Ironicamente nem sempre quem cuida é motivo de preocupação das instituições de saúde, principalmente com a equipe assistencial e os funcionários que atuam na linha de frente. Em unidades de emergência e de tratamento intensivo os funcionários são expostos a situações desgastantes, cuidando de pacientes difíceis, familiares muitas vezes mais exigentes que os próprios pacientes e situações de risco como doenças graves e contagiosas.

A tensão do trabalho vem carregada com a responsabilidade de criar um muro de proteção para não envolver o profissional emocionalmente com os pacientes que cuida. Nem sempre isso é possível quando são crianças, vítimas de maus tratos, casos incomuns e tocantes que permeiam o ambiente hospitalar. Há profissionais que se orgulham de jamais ter perdido um paciente durante seu horário de trabalho, enquanto outros choram regularmente com pais e familiares que perdem entes queridos abruptamente. E mesmo os que demonstram indiferença ou estão acostumados à dor e ao sofrimento alheio, também precisam ser lembrados que estão lidando com seres humanos e sentimentos.

Na maioria dos casos os profissionais de saúde sabem muito pouco lidar com a morte e com os familiares do paciente quando esta ocorre. Normalmente a tarefa é de responsabilidade do setor de psicologia ou de serviço social, enquanto que os familiares ficam em contato com funcionários de diversos setores como os administrativos sem qualquer preparação para esse momento crítico. Muitas vezes os funcionários dizem ou expressam seus sentimentos de forma errada ou com conotações religiosas que causam mais embaraço do que ajudam.

As instituições precisam agir criando e ministrando cursos e palestras, treinando "todos" os profissionais da instituição a lidar com situações complexas e momentos críticos, e não simplesmente acreditar que todos saberão o que fazer por trabalhar durante anos em instituições de saúde ou sair de algum curso profissionalizante. Se para os médicos é um momento difícil, não deveria ser diferente para os demais profissionais.

Apesar da evolução no atendimento aos pacientes e familiares, novos hospitais são construídos focando a qualidade dos serviços, porém nem sempre a atenção é dispensada igualmente a todos os profissionais que atuam nos hospitais. Normalmente os hospitais investem no conforto e bem estar do médico com espaços diferenciados como *lounges* e restaurantes exclusivos, enquanto os demais funcionários não possuem sequer um local para sentar durante o horário de descanso. Não é incomum encontrar funcionários andando pelas ruas no entorno dos hospitais, sentando em locais insalubres nas praças e ruas, ou comprando alimentos pouco recomendáveis por não dispor de alimentação adequada ou em horários diferenciados internamente.

Há hospitais que criam e disponibilizam benefícios apenas para criar a impressão de que se interessa genuinamente pelos funcionários, muitos deles sem adesão pela pouca utilidade que apresentam. Uma das formas mais gritantes é a não inclusão da equipe assistencial e operacional nos projetos hospitalares, com espaços sendo projetados por quem imagina que entende o ambiente hospitalar para que outros utilizem. Poucos se importam em criar uma estrutura de apoio físico e emocional para quem também precisa de estrutura para trabalhar.

Se as instituições de saúde não cuidam bem dos seus profissionais, dificilmente estes atuarão plenamente dentro das suas potencialidades, ficando muitas vezes desmotivados ou desinteressados em melhorar continuamente a qualidade do serviço prestado mesmo quando é para seu benefício e para a segurança dos pacientes. Quando são necessárias mudanças, as ações que são cada vez mais comuns em hospitais como a implantação de novos protocolos, processos e rotinas são às vezes transmitidos como sendo uma carga, mais como uma cobrança e aumento do volume de trabalho do que como um benefício ao paciente e maior profissionalização da assistência. Alia-se o fator desânimo ou o fazer apenas por obrigação com as crescentes exigências profissionais, resultando em resistência, faltas, conflitos, etc.

Quando as instituições de saúde oferecem uma estrutura adequada a todos os seus profissionais de saúde e não apenas a médicos, dentistas, fisioterapeutas e membros da alta administração; os benefícios se tornam visíveis à instituição e principalmente aos pacientes e seus familiares. Nenhum hospital vai deixar de funcionar por que seus funcionários não são bem tratados, mas como é amplamente sabido, quem cuida também precisa de atenção e cuidado.

LEI DO ESTADO DE SÃO PAULO Nº 14.466 DE 08.06.2011

Proíbe o uso, por profissionais da área da saúde, de equipamentos de proteção individual fora do ambiente de trabalho.

Artigo 1º - Ficam todos os profissionais de saúde que atuam no âmbito do Estado proibidos de circular fora do ambiente de trabalho vestindo equipamentos de proteção individual com os quais trabalham, tais como jalecos e aventais.

Artigo 2º - O profissional de saúde que infringir as disposições contidas nesta lei estará sujeito à multa de 10 (dez) Unidades Fiscais do Estado de São Paulo (UFESP), aplicada em dobro em caso de reincidência.

Parágrafo único - As penalidades decorrentes de infrações às disposições desta lei serão impostas, nos respectivos âmbitos de atribuições, pelos órgãos estaduais de vigilância sanitária.

Artigo 3º - As despesas decorrentes da execução desta lei correrão à conta das dotações orçamentárias próprias, suplementadas se necessário.

Artigo 4º - Esta lei entra em vigor na data de sua publicação.

Capítulo 8

O LUXO E O CONFORTO EM HOSPITAIS

Embora seja discutível, luxo e conforto são conceitos que podem ser considerados relativos gerando definições e interpretações que variam de acordo com a cultura, formação do indivíduo e estrato social a que pertence. Um famoso decorador brasileiro costuma dizer que luxo é ter tempo para ficar em casa; para outra pessoa pode ser ostentar um jato ou possuir uma ilha particular. Na contramão de qualquer crise econômica está a expansão do número de pessoas que tiveram acesso ao mercado de luxo nos últimos anos, permitindo que adquiram bens e itens antes restritos a uma parcela ainda menor da sociedade.

O mercado de luxo pode sofrer revezes em alguns países, mas não necessariamente baixas como pode ser visto nos últimos anos apesar das recentes crises econômicas que se abateu sobre o mundo desde o ano de 2008. De acordo com o *Global Wealth Report* de 2017, a taxa de crescimento de milionários para os próximos cinco anos é de 54% no Brasil e 73% na África, enquanto que a média mundial ficará em 22%. Apenas os cujo patrimônio são passíveis de contabilização subirão de 36,5 milhões para 44 milhões de novos milionários (riqueza estimada em dólares). No Brasil aumentarão dos 164 mil para 296 mil novos milionários até 2022 (contabilizando um mínimo de um milhão de dólares por pessoa). O fato é que há mais milionários do que tem sido possível mapear por questões legais e de domicílio fiscal.

Mesmo em períodos de crise, como tem ocorrido nos últimos anos o montante de pessoas com poder aquisitivo tende a aumentar ao invés de diminuir como dita o senso comum. Uma explicação econômica é que o dinheiro nunca desaparece, ele muda de mãos. Outro fator importante é que apesar da crise que tem afetado muitos países no mundo, o número de milionários tem aumentado em praticamente todos os países pelas transferências de recursos entre pessoas, empresas e países.

Com essa mudança no cenário econômico mundial e ascensão de mais pessoas ao consumo de alto luxo, mudou também o conceito e estilo de vida que levavam. Não são poucas as empresas com mais de mil funcionários ou com um faturamento anual de bilhões de reais. São pessoas que possuem ou estão dispostas a fretar um jato para viajar a Paris ou Nova York, ou ainda que viajam de primeira classe e se hospedam em hotéis como o Claridge's ou The Berkerley em Londres, no Ritz ou Le Maurice em Paris, no Renassaince, Grand Hyatt ou Unique em São Paulo ou que não dispensam o Copacabana Palace no Rio de Janeiro. Atualmente grande parte dos executivos de grandes empresas, artistas famosos e empresas em crescimento possuem seu avião privado. Uma frota que tem aumentado a cada dia, e mesmo para os que utilizam poucas vezes por ano aumentou o uso através do compartilhamento.

Houve época em que ser milionário era atingir o topo do sucesso. Atualmente são os bilionários que dominam a cena com números em ascensão, e com os primeiros indivíduos chegando à casa do trilhão de dólares antes de 2020. Estas pessoas de altíssima renda (HNWI – *High Net Worth individuals*) possuem mais dinheiro que muitos pequenos países, ou o PIB de Estados inteiros. Algumas dessas pessoas possuem nas paredes de sua casa ou apartamento quadros de Di Cavalcante, Portinari, Salvador Dali, dirigem Ferraris ou Rolls Royce, usam relógios de mais de um milhão de dólares e vestidos de milhares de dólares.

Comum a todo ser humano é que também ficam doentes, fazem *check-ups* ou precisam internar-se para tratamento clínico ou cirurgia em algum hospital. Nesse momento é perceptível a diferença gritante do ambiente hospitalar em relação ao conforto dos seus lares. Essa diferença cria um espaço que por muitos anos não foi preenchido pela estrutura hospitalar focada apenas no tratamento e na doença.

Apesar da mudança de mentalidade com a introdução da estrutura de Hotelaria Hospitalar, os hospitais no Brasil ainda caminham mais lentamente do que a concorrência em outros países que atendem essa clientela de alto poder aquisitivo.

Não se trata de considerar o cliente particular e de planos de saúde de padrão superior e desconsiderar os menos favorecidos, pois o tratamento médico costuma ser o mesmo independente da estrutura de luxo e conforto oferecido por um hospital. Muitos não se dão conta que muitos médicos e profissionais da saúde que atendem em hospitais privados atendem também em hospitais públicos. É de se esperar que algumas pessoas prefiram pagar mais para ter um atendimento diferenciado e é natural que recebam um atendimento *"premium"* quando pagam a mais por isso.

Number of millionaires in 2017 and 2022 (regions and selected countries)

Country	Number (thousand)		Change
	2017	2022	(%)
United States	15,356	17,784	16%
Japan	2,693	3,821	42%
United Kingdom	2,189	2,126	-3%
Germany	1,959	2,240	14%
China	1,953	2,748	41%
France	1,949	2,258	16%
Italy	1,288	1,451	13%
Australia	1,160	1,699	46%
Canada	1,078	1,453	35%
Korea	686	972	42%
Switzerland	594	670	13%
Spain	428	506	18%
Taiwan	381	501	31%
Belgium	340	405	19%
Sweden	335	408	22%
Netherlands	335	373	11%
Austria	250	287	15%
India	245	372	52%
Brazil	164	296	81%
Russia	132	196	49%
Hong Kong	119	138	16%
Mexico	84	88	5%
Argentina	30	68	127%
Africa	121	210	73%
Asia-Pacific	6,069	8,552	41%
China	1,953	2,748	41%
Europe	10,763	12,115	13%
India	245	372	52%
Latin America	460	706	54%
North America	16,440	19,245	17%
World	36,051	43,948	22%

Produtos e serviços consumidos por brasileiros

Produto/Serviço	Valor *(variável)*
Jato privado Gulfstream G550	US$ 60 milhões
Jato privado Phenom 300	US$ 9 milhões
Bugatti Veyron 16.4 Grand Sport	R$ 7,7 milhões
Ferrari 458 Italia	R$ 1,6 milhão
Lamborghini Gallardo LP 550-2 Valentino Balboni	R$ 1,35 milhão
Barco lancha Azimut 53 – Azimut	R$ 4,5 milhões
Relógio-cronógrafo Gèrald Genta Collection ouro rosa	R$ 186.480,00
Barco lancha Targa 58 Gran Turismo – Fairline Yachts	R$ 1,8 milhão (a partir de)
Relógio Richard Mille – modelo RM011 (Suíça)	R$ 100.000,00 (a partir de)
Relógio feminino de ouro amarelo com aro de diamantes – Rolex	R$ 89.135,00
Relógio Yacht Master II de ouro amarelo – Rolex	R$ 86.560,00
Caneta-tinteiro ouro texturizado – Montblanc	R$ 38.143,00
Bolsa feminina Hermés Birkin pele de crocodilo	R$ 120.000,00 (houve fila de espera)
Bolsa feminina L Louis Vuitton de pele de crocodilo	R$ 92.500,00
Vestido de seda e renda – Givenchy	R$ 8.540,00
Jaqueta de linho - Roberto Cavali	R$ 8.470,00
Sandálias de couro – lanvin	R$ 4.750,00
Suíte Royal-Plaza Athenée (Paris) diária	€ 22.000
Suíte Imperiale – Hotel Ritz (Paris) diária	€ 13.650
Suíte Bernstein – Hotel de Crillon (Paris) diária	€ 8.200
Suíte decorada por Diane Von Furstenberg – Hotel Claridge's (Londres) diária	€ 11.000
Garrafa Perrier-Jouët Belle Epoque Blanc de Blancs 2000	R$ 6.300,00

Apesar do mercado de alto luxo estar em expansão no Brasil há vários anos seguidos, muitos gestores ainda não perceberam a importância de criar serviços de padrão internacional para atender essa clientela selecionada. Embora o objetivo da internação hospitalar seja o tratamento médico, a oferta de uma estrutura de conforto e luxo agrega valor e torna o produto "cura" vendido pelo hospital bem mais atrativo. Não é porque o paciente está doente que apenas sua doença precisa ser tratada, serviços complementares e uma estrutura de apoio e conforto podem contribuir amenizando e tornando menos desgastante o período de internação hospitalar.

Um grande entrave existente é convencer o médico de que esta estrutura está a favor do paciente e dele, principalmente quando o paciente vai onde o seu médico está. Normalmente o paciente é fiel ao médico e nem sempre ao hospital, o que representa um problema se o médico também não for persuadido pelos benefícios de uma estrutura melhor de serviços.

Há quem reclame que os pacientes encaram o hospital com essa estrutura e gama de serviços como um hotel, e de certa forma é justamente essa estrutura de hotelaria que tornará mais confortável seu tratamento. Culturalmente ainda há no Brasil o pensamento de que quem está em tratamento precisa apenas de cama, medicamento e descanso. Qualquer solicitação adicional pode ser considerada uma importunação, gerando uma associação da imagem do paciente que deseja um pouco mais de conforto durante sua convalescência com a de uma pessoa exigente. Na verdade isso não deveria ocorrer em um país conhecido pela sua hospitalidade, diferentemente de outros países cuja hospitalidade mais formal carrega no atendimento certa seriedade. Como o tratamento médico não difere muito de um hospital para outro, a hospitalidade assume um papel importante na atração, retenção e cuidado ao paciente.

Da mesma forma que o luxo, a percepção que o ser humano possui da hospitalidade ocorre de forma diferente nas mais variadas culturas mundo afora, englobando desde o calor da atenção recebida que é algo intangível, à infraestrutura do espaço destinado a quem a recebe que é algo tangível. A hospitalidade envolve uma ampla gama de serviços e ações, necessitando de uma estrutura física voltada para o conforto e estando relacionada com o ato de receber, de acolher e cuidar bem, enfim ser hospitaleiro. A quantidade e qualidade dos serviços que foram sendo agregados na relação entre o provedor e o cliente com o passar dos anos fez surgir uma nova estrutura que possibilitou ao paciente sentir-se tão bem ou melhor que em seu próprio lar. Se esse conjunto de ações e serviços tornou-se importante no mundo comercial em momentos de lazer e descontração não deveria ser diferente dentro do ambiente hospitalar.

Nos últimos anos passou-se a perceber o quanto o ambiente interfere de forma positiva ou negativa no processo de recuperação do paciente dentro de um hospital. Não basta oferecer um leito e o tratamento para satisfazer a necessidade de recuperação do ser humano, talvez fosse o necessário há algumas décadas onde a cura era a única preocupação dentro dos hospitais. A inserção de novos profissionais no ambiente hospitalar, a descoberta de novos tratamentos, a mudança de mentalidade com a busca espontânea por melhorias corretivas do próprio corpo e a crescente importância para outros meios que estimulam a adesão do paciente ao tratamento colaboraram para que o hospital deixasse de ser simplesmente hospital.

O cliente moderno espera que o hospital ofereça algo a mais que o tratamento médico. Com as devidas diferenças, da mesma forma que uma pessoa vai a uma loja adquirir uma roupa e usufrui de um sistema de ar condicionado, água mineral, café e outros mimos que torna a experiência agradável, ir ao hospital não precisa ser desprovido de serviços complementares que tornaria mais prazerosa a estada que pode durar dias ou semanas. Assim, o atendimento prestado pela equipe administrativa e assistencial precisa adequar-se e ajustar-se à necessidade do paciente. Isso significa que nem todos os pacientes são iguais, uns desejam conversar e desabafar, enquanto outros preferem um serviço rápido e direto, sem devaneios.

Apesar de numerosos hospitais em diferentes países oferecerem um serviço de alta qualidade, com espaços desenhados exclusivamente para o paciente, tornando muito mais fácil o trabalho dos profissionais de saúde, ainda há uma grande resistência no país em desenvolver unidades de alto padrão de luxo e conforto. Espera-se o melhor atendimento e a oferta dos melhores serviços quando se está bem e gozando de plena saúde, portanto não seria diferente esperar mais ainda quando doente. A arquitetura hospitalar precisa ser pensada e centrada no paciente facilitando a vida dos profissionais que atuam dentro do edifício, sem ser um projeto repleto de salas e setores administrativos; podendo ser bela, iluminada por luz natural, possuir esculturas, fontes e jardins e ainda assim continuar hospital.

Houve uma mudança considerável com os hospitais privados oferecendo serviços adicionais ao tratamento, afastando o ar frio e triste que ainda permeia muitos hospitais públicos que mais se assemelham a depósitos de doentes. Parte dessa mudança não está atrelada unicamente ao dinheiro, que é a maior desculpa das autoridades para a melhoria do sistema de saúde pública e sim à capacidade gerencial dos administradores e do comprometimento dos demais profissionais em produzir um hospital melhor.

A hotelaria hospitalar como diferencial de hospitalidade

Embora existam hospitais nas principais capitais brasileiras que tenham uma boa estrutura de acomodação hospitalar, ainda assim está distante do padrão construído em diversos países cujo serviço está mais avançado e arrojado. Houve a oportuna percepção de que o edifício e as partes que compõem o hospital podem contribuir para tornar o ambiente mais agradável, inserir facilidades nas atividades diárias dos profissionais de saúde e tornar a estada no hospital menos dolorosa. Conforme estudo da Agência Nacional de Saúde Suplementar há alguns anos mostrou que 77,9% dos beneficiários de planos privados de saúde costumam procurar o mesmo local, o mesmo médico e o mesmo serviço de saúde quando precisam de atendimento. Assim, se não houver estímulo, não haverá razão para alguém procurar outro serviço.

A hotelaria dentro dos hospitais ainda não é reconhecida ou entendida na plenitude necessária para que sejam avaliados os reais benefícios que pode trazer ao paciente, familiares, visitantes e profissionais de saúde. A rejeição ou indiferença principalmente por médicos e gestores mantém a grande maioria dos hospitais como são, centros de tratamento de doentes focando apenas a cura e investindo em maquiagem para mudar o ambiente hospitalar. Talvez a saída desses gestores mais conservadores do mercado e a entrada no futuro de novos profissionais mais propensos à inovação e criatividade, transforme o ambiente positivamente com fatores hoje considerados dispensáveis.

Apesar de o Brasil avançar lentamente na melhoria da estrutura de hotelaria em seus hospitais devido a fatores econômicos e entraves culturais, outros países praticam há anos um modelo de hospitalidade inovador e exemplar ao oferecer conforto, luxo e segurança ao paciente e seus acompanhantes, inclusive com repercussão positiva no tratamento médico. Um paciente, seja um presidente ou um executivo acostumado a hospedar-se em hotéis luxuosos, vê-se durante um tratamento médico em quartos espartanos de hospitais, encarando o tratamento como um inconveniente e nem sempre como uma oportunidade para recuperação.

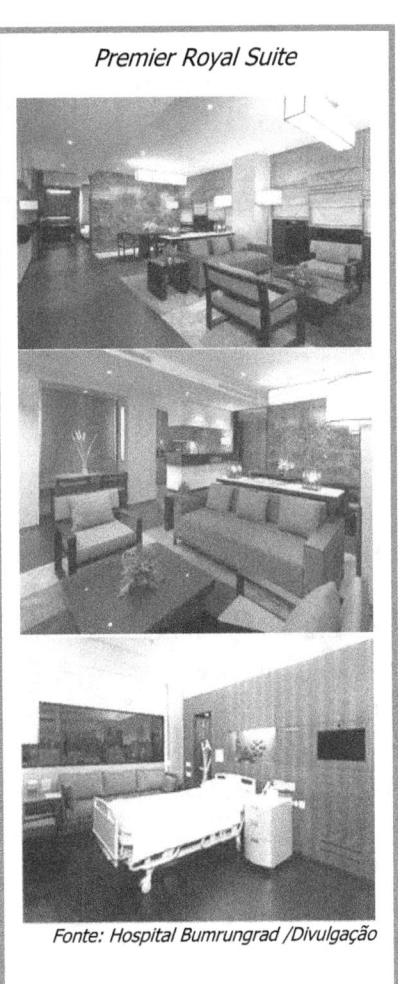

Premier Royal Suite

Fonte: Hospital Bumrungrad /Divulgação

As imagens neste capítulo retratam o modelo de hospitalidade praticado em alguns países, especialmente os asiáticos que se transformaram em centros de excelência no atendimento médico e hospitalar internacional, atraindo milhões de pacientes anualmente para os seus requintados e confortáveis hospitais. Dentre os muitos pacientes que recebem estão chefes de Estado, artistas renomados e outras personalidades influentes recebidos com um alto padrão de qualidade dos serviços. É digno de nota que a grande maioria tem o sigilo garantido, razão pela qual não há informação sobre essas hospitalizações na mídia.

No Brasil ainda é perceptível certa aversão a esse modelo de ambiente especialmente pela classe médica, talvez pelo receio manifestado por muitos profissionais de que ambientes arrojados sejam considerados mais importantes que o próprio tratamento ou que possui uma assepsia difícil e contribua para a contaminação hospitalar. Trata-se de uma visão injustificada, pois é justamente a existência dessa estrutura que torna mais agradável e efetiva a intervenção médica, com índices de contaminação inferiores aos de outros hospitais ditos mais seguros.

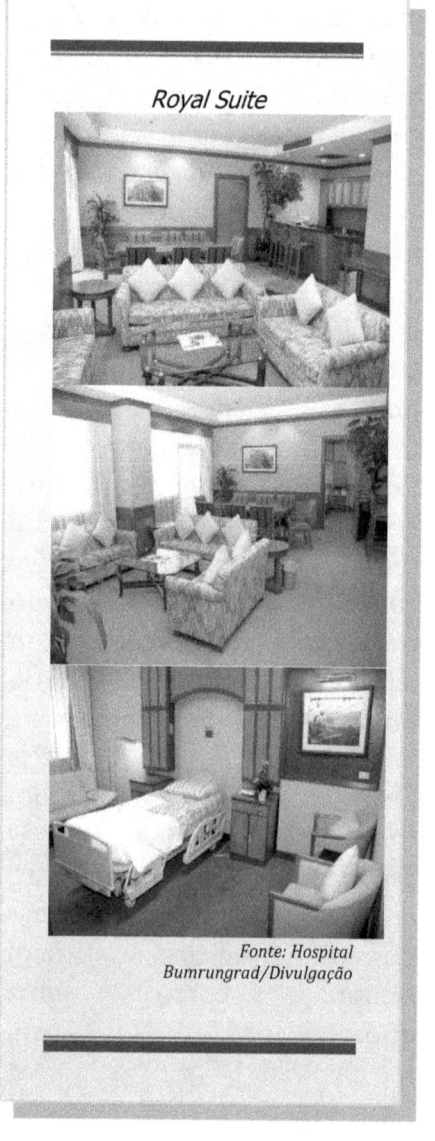

Royal Suite

Fonte: Hospital Bumrungrad/Divulgação

Obviamente acomodações desse porte não costumam ser oferecidas a todos os clientes, sendo destinados a uma clientela seleta cujo retorno do investimento pode ocorrer também com a exposição do hospital na mídia, como referência em hospitalidade e na retenção de clientes diferenciados. O investimento exigido para a disponibilização de apartamentos desse porte pode ser custeado com a cobrança de uma tarifa *premium* pela diária hospitalar e também utilizado como estratégia de marketing pelos planos e seguros saúde.

O conforto e a decoração arrojada dos apartamentos *Premier Royal Suíte* de um dos maiores e melhores Hospitais na Tailândia não usa os tradicionais tons pastéis excessivamente utilizados em hospitais. Como a maioria das internações é breve ou de curta permanência o paciente não sofre nenhuma interferência das cores no processo de recuperação. Espaços modernos e confortáveis como esses proporcionam ao paciente uma experiência que não seja traumática e por vezes revigorante aproximando-se do universo que frequenta como ocorre com autoridades e executivos de grandes empresas.

A cama hospitalar é

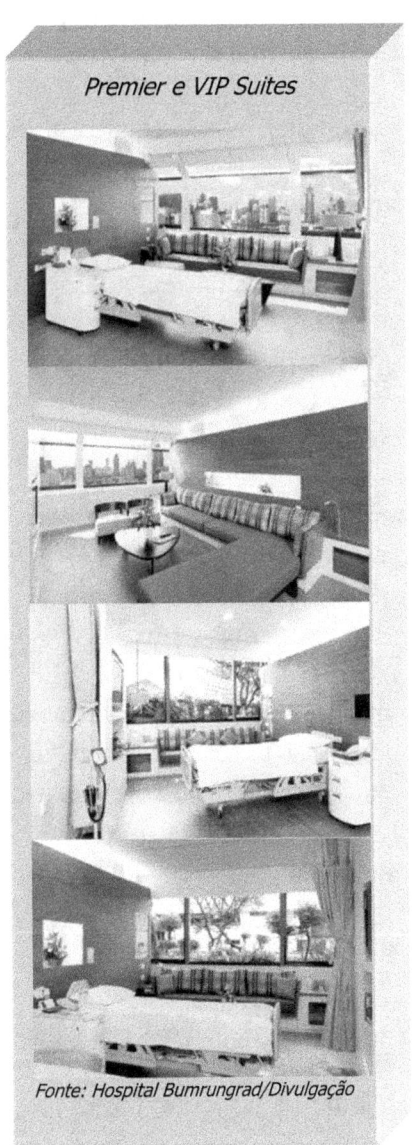

Premier e VIP Suites

Fonte: Hospital Bumrungrad/Divulgação

normalmente o único item a denunciar tratar-se de um quarto de hospital e não de hotel. Suítes modernas como estas podem ser dotadas de tecnologia avançada embutindo equipamentos e mecanismos (como a régua de gases) sob os painéis de madeira. Uma antessala permite que o paciente receba suas visitas fora do quarto retornando sem constranger os visitantes, ou ainda para utilização de assessores e equipe de segurança. Na suíte prontuário e exames do paciente podem ser vistos diretamente em um monitor *touch screen* ao lado da cama.

O hospital diversificou a oferta de suítes para atender diferentes preferências e culturas. A Royal Suíte apresenta cores bem fortes e uso decorativo do padrão amadeirado. Outra característica é o amplo espaço dotado de mesa com oito lugares, o bar americano e os sofás que possibilitam aos familiares, visitantes, acompanhante ou equipe de segurança do paciente dispor de um ambiente agradável sem invadir sua privacidade.

Dentre os itens incomuns e que para muitos hospitais é um problema estão o carpete e as plantas na antessala. É importante ressaltar que embora não seja aceito no Brasil, tais itens parecem não são considerados ameaças nesses países. Digno de nota também, é que esses hospitais possuem baixos índices de infecção hospitalar.

Algumas suítes evocam um ambiente *clean*, utilizando uma mescla de cores nas almofadas em contraste com o piso e paredes, transmitindo certa alegria e energia ao ambiente com auxílio da iluminação natural que as grandes janelas permitem sendo complementadas pela luz artificial e indireta. A utilização de uma ampla poltrona em "L" e de pisos e painéis de madeira transformam o ambiente tornando-o mais agradável e fazendo menos referência a um quarto de hospital onde sequer se visualiza a régua de gases.

A antessala envidraçada permite que o sol entre na suíte criando uma sensação de espaço e tornando a decoração moderna e jovial. O vidro curvo na parte superior permite que o paciente possa observar o céu ou ter a sensação que está sob o sol durante o dia. Embora a antessala não seja muito diferente das outras, é possível fazer pequenas alterações no quarto do paciente de acordo com o espaço. Percebe-se que tudo fica embutido ou encaixado criando a sensação de poucos móveis no ambiente.

Para os hospitais que utilizam o sistema de mais de um leito no mesmo quarto ou enfermarias, também podem receber uma decoração moderna e agradável, criando certa medida de individualidade e autonomia na acomodação. Mesmo que o espaço seja exíguo, ainda assim é possível embutir tantos equipamentos quantos forem necessários, não necessitando ser sinônimo de uma acomodação de qualidade tão inferior.

O espaço menor pode aproveitar as mesmas facilidades que a tecnologia permite às suítes, possuindo também um acabamento similar com o painel ao fundo do leito, televisor de tela plana embutido na parede e próximo ao teto, assim como cortinas que fecham o leito melhorando a privacidade. As cores claras, o tom de madeira do painel, a iluminação descontinuada e as janelas amplas valorizam o espaço. Um lavatório logo na entrada estimula a higiene antes e após cada atendimento.

Algumas cores são mais comuns em alguns países do

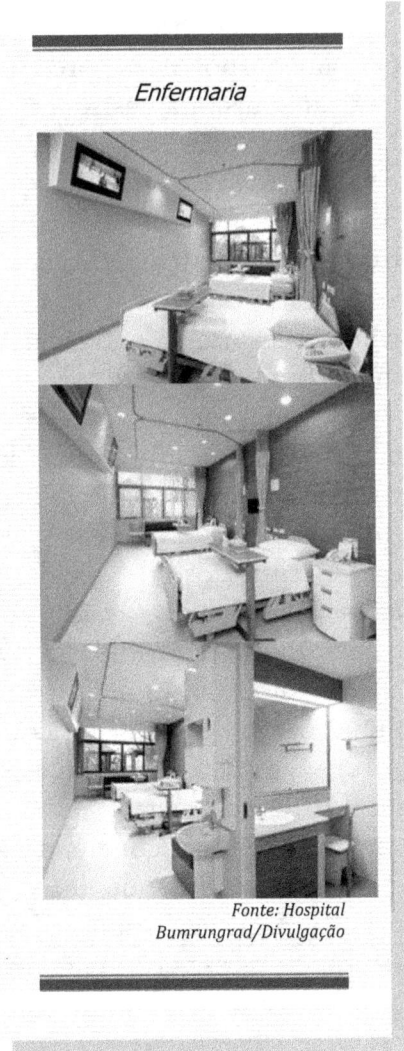

Enfermaria

Fonte: Hospital Bumrungrad/Divulgação

que em outros, principalmente as mais fortes ficando evidente na decoração e mobiliários dos quartos. Dentre as características mais marcantes e que não são exclusivas de um único hospital, está a utilização de cores mais vivas e painéis de madeira com um tom mais forte cobrindo parcialmente as paredes, colunas e encosto da cama.

A suíte presidencial do Hospital Bangkok Nursing Home utiliza tons esverdeados na parede e sofá, com os equipamentos embutidos. Características como mesas com cadeiras, sofás e poltronas, iluminação indireta e bar americano estão presentes na grande maioria das suítes dos hospitais que disponibilizam uma estrutura diferenciada para seus pacientes selecionados. Como em outros hospitais a antessala é ampla e decorada com poltronas e esta possui mesa com oito assentos.

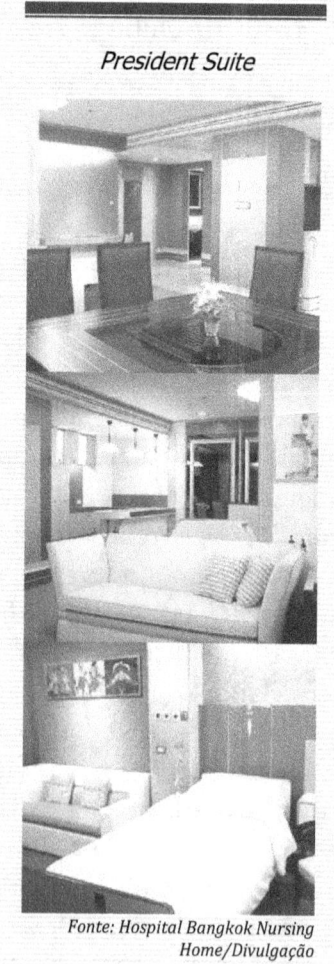

President Suite

Fonte: Hospital Bangkok Nursing Home/Divulgação

Obviamente cada país tem uma legislação específica, normas e regras que disciplina o funcionamento dos estabelecimentos de saúde, e estes hospitais estão em consonância com elas. Em alguns países existe uma grande preocupação com itens como cortinas, carpetes, almofadas de tecido dentre outros que se acredita facilitar a contaminação do quarto e risco de infecção para o paciente. Embora seja sempre possível encontrar justificativa válida para proibições na literatura, há também mecanismos de prevenção, de higiene e limpeza que assegure a não contaminação ou a desinfecção adequada com a utilização de produtos específicos.

Por outro lado, situações cotidianas consideradas inofensivas por muitos profissionais da saúde em países como o Brasil, podem ser condenáveis nesses países. De fato, parece que há uma preocupação menor com situações gritantes a despeito dos riscos que isso pode causar aos pacientes e repercutir nos índices de contaminação hospitalar, do que com sistemas eficientes de prevenção utilizados nesses outros países. Como a legislação e normas não acompanham as mudanças na mesma velocidade em que estas ocorrem, e como nem todos os profissionais se atualizam na mesma velocidade que as inovações surgem, tem-se na maioria das vezes profissionais mais preocupados em seguir normas obsoletas que questioná-las e buscar alternativas já utilizadas em outras partes do mundo.

O espaço como determinante do impacto visual no ambiente hospitalar

O que para muitos gestores são apenas espaços ociosos ou áreas que seriam mais bem ocupadas por algum departamento, é para o paciente, acompanhantes e visitantes ilhas de tranquilidade onde podem aguardar uma notícia, realizar um breve passeio ou interagir com outras pessoas, reduzindo ou minimizando a característica de hospital-empresa que algumas instituições de saúde possuem. O que é considerado por alguns como apenas perfumaria, pode ser visto por outros como complemento da estrutura de apoio ao paciente contribuindo para aumentar sua tranquilidade ao adentrar a instituição.

Embora o essencial seja o tratamento e a cura, itens que agregam valor como espaços belamente decorados, iluminados e confortáveis contribuem para que o paciente e seus familiares sintam-se mais seguros e cuidados. Se o hospital se esmera na atenção prestada desde o momento da chegada, acredita-se que esse cuidado continuará durante toda a estada e tratamento. O efeito pode ser visto no quadro seguinte que mostra como a estrutura de hospitalidade pode afetar a percepção do paciente quanto ao local e aumentar a adesão ao tratamento contribuindo com o processo de recuperação.

Impacto de uma boa estrutura de hospitalidade em hospitais

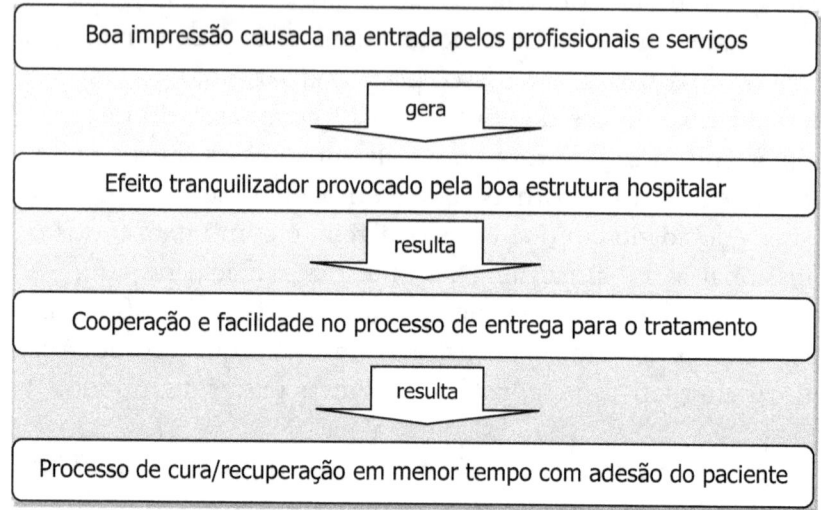

A satisfação do cliente pode ser maximizada quando este chega ao hospital tem o seu veículo recebido e estacionado pelo manobrista, tem o desembarque providenciado pelo capitão-porteiro, enquanto mensageiros com carrinhos de bagagens auxiliam o cliente com suas malas conduzindo-os à sala de espera e em seguida ao *check-in*. A admissão costuma ser breve e quando se trata de pacientes formadores de opinião ou *Vips*, a admissão pode ser realizada no próprio quarto do paciente.

Termos e demais documentos podem ser impressos em qualquer local, inclusive no mesmo andar com impressoras em rede. De grande importância, um funcionário poderá explicar como utilizar os diversos serviços existentes e demais oferecidos assim como o correto manuseio dos equipamentos. Esta é inclusive uma das vantagens do serviço de mensageria nos hospitais. Muitos hospitais investem em equipamentos valiosos para os clientes e acompanhantes sem, no entanto, dispor de profissionais que os orientem a utilizar corretamente, aumentando o índice de quebras e manutenção desses equipamentos.

A estada costuma ser acompanhada de visitas regulares da equipe de hospitalidade que pode verificar as necessidades e eventuais solicitações do paciente ou seus acompanhantes. Após o tratamento, o *check-out* segue o procedimento inverso podendo ser realizado dentro do próprio apartamento e a saída ocorrendo pelo estacionamento ou heliporto se for necessário, resultando em assistência integral ao cliente e seus familiares em todos os momentos da hospitalização.

O paciente poderá ser contatado pela equipe assistencial após o retorno para casa, para verificar como foi o atendimento e utilizar a informação para aprimorar os serviços. Em muitos casos, o impacto inicial e final podem causar uma impressão muito mais profunda no paciente e seus familiares do que muitos eventos durante a hospitalização. Caso ocorram falhas durante o atendimento, não significa que tudo está perdido, e sim que haverá uma oportunidade para reafirmar a qualidade dos serviços prestados através da recuperação do cliente com uma solução imediata e eficaz (*service recovery*).

A importância do espaço não precisa ficar restrito apenas aos quartos e salas de espera, podendo também chegar às unidades de internação com andares diferenciados por temas, cores ou mobiliário. Muito pode ser feito para tornar as unidades ou andares de internação um espaço mais agradável, como inovar e decorar cada andar com cores e mobiliário diferenciado.

Algumas imagens neste capítulo mostram postos de atendimento de enfermagem em diferentes unidades de internação com cores, decoração e estilos diferentes. É perceptível a iluminação indireta no teto dos corredores, o tipo e cor do piso e o *design* diferenciado do mobiliário, tornando fácil a identificação seja por visitantes ou funcionários. As unidades de internação podem apresentar uma temática diferente dentro de um mesmo hospital com um padrão moderno e arrojado.

A padronização utilizada na maioria dos hospitais ao manter uma única cor e o mesmo estilo visual mais confunde que ajuda os pacientes e seus familiares que se perdem muito facilmente pelos corredores que parecem todos iguais. Unidades diferenciadas por cores, imagens e números auxiliam não apenas os pacientes e visitantes, como também os funcionários que reduzem o desgaste visual provocado pelo mesmo ambiente. Muda-se de unidade de internação (andar) sem notar-se nenhuma diferença devido à similaridade dos postos de enfermagem e corredores, enquanto isso poderia ser bem mais agradável para os pacientes e profissionais de saúde.

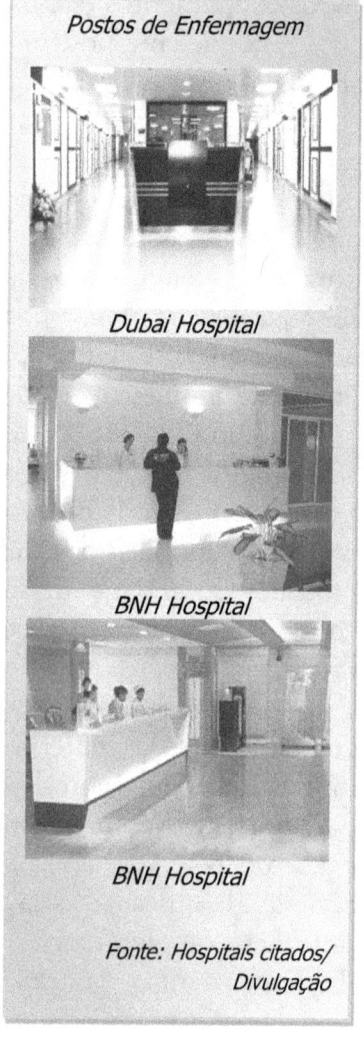

Postos de Enfermagem

Dubai Hospital

BNH Hospital

BNH Hospital

Fonte: Hospitais citados/ Divulgação

Esperas e corredor

As características comuns observadas nos hospitais brasileiros estão atreladas a nossa cultura e a operacionalidade dos serviços do ponto de vista do arquiteto do projeto. Assim como os demais edifícios das cidades brasileiras que pouco ousam na arquitetura, os hospitais são demasiadamente sóbrios, quadrados, pesados com a porta de entrada ou fachada que avança sobre a calçada, com poucos jardins e espaços verdes. Há excesso de corredores com iluminação artificial, salas sem janelas, poucas salas de espera e algumas outras pequenas para consulta ou atendimento médico, dificilmente para a interação entre familiares e visitantes.

Normalmente a maioria dos hospitais possui a mesma cor pastel sobre as paredes lisas e pouca ou nenhuma cor viva nas áreas comuns e de circulação, poucos quadros ou painéis com tons mais fortes e muito raramente é possível encontrar alguma escultura. Há hospitais que possuem telas digitais interativas onde visitantes podem interagir com o conteúdo que o hospital desejar. Jardins internos são muito bem vistos e criam uma fuga do padrão empresa que permeia normalmente o ambiente hospitalar, especialmente se a iluminação for natural. O objetivo da estrutura física do hospital não é isolar o paciente numa caixa, mas acolher e fazê-lo sentir-se bem e confortável.

Muitas salas de espera estão fechadas entre quatro paredes com uma televisão e alguns quadros para amenizar a tensão da espera. Espaços em frente a jardins e plantas que deixam entrar a iluminação natural cria geralmente uma sensação de tranquilidade maior e reduz o desgaste da espera. Mesmo prédios antigos podem utilizar essa estratégia ao inserir sacadas e criar jardins suspensos. A criatividade ao desenhar espaços diferenciados por tipo de decoração e cores auxilia no bem-estar de quem passa muitas horas dentro de um hospital.

As paredes vazias monocromáticas de muitos corredores poderiam receber alguma decoração, iluminação e cores mais vivas tornando menos

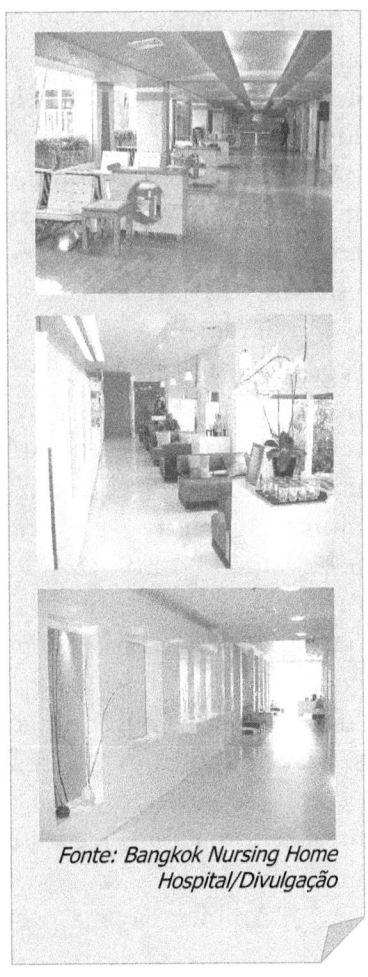

Fonte: Bangkok Nursing Home Hospital/Divulgação

estressante a circulação das pessoas dentro do edifício hospitalar. A ideia de que tudo precisa ser prático e sem diferenciação induz à falta de criatividade usando apenas cores suaves que surtirão pouco efeito em quem passará poucos minutos ou horas no local.

Espaços diferenciados

Uma das principais preocupações do gestor de saúde deveria ser com o impacto e a receptividade que o paciente terá ao adentrar ao edifício hospitalar. A primeira imagem ou primeira impressão visual que o cliente tem ao chegar dirá muito a ele sobre a instituição. Normalmente os pacientes tendem a confiar mais em hospitais com uma arquitetura arrojada, amplos saguões e uma estrutura de porte imponente.

Transmite ao cliente segurança e tranquilidade, pois se o hospital investe na arquitetura e na recepção do cliente, investe também em tecnologia, equipamentos de última geração e ainda mais importante, possui excelentes profissionais. Há uma associação qualitativa de espaço requintado com alto nível dos serviços oferecidos. Não é por acaso, que são as instituições de saúde desse porte que atraem os profissionais mais renomados e reconhecidos do mercado.

Ambientes espaçosos e

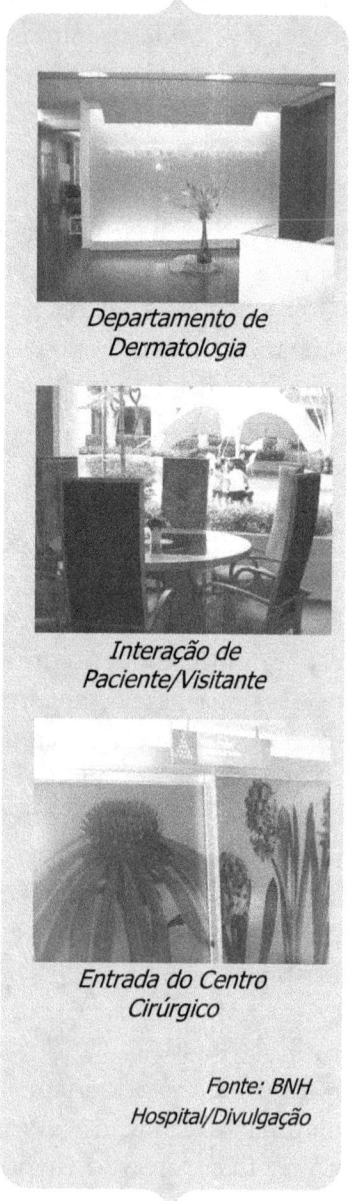

Departamento de Dermatologia

Interação de Paciente/Visitante

Entrada do Centro Cirúrgico

Fonte: BNH Hospital/Divulgação

arejados, bem iluminados e com uma equipe de atendimento hospitaleira tendem a ser bem vistos e atrair uma demanda altamente qualificada. A escassez de espaço que possa ser transformado em sala de espera sempre foi um problema para a grande maioria dos hospitais, principalmente se o objetivo é a interação entre pacientes e visitantes. Para cada espaço disponível haverá sempre um novo setor ou profissional à espera dele, enquanto isso os hospitais se transformam em verdadeiros caixotes gigantes abarrotados de departamentos, consultórios com pouco ou nenhum espaço que possa transformar-se, por exemplo, numa praça de convivência.

Não é incomum observarmos pacientes fazendo suas caminhadas no andar em que está internado, enquanto hospitais de nível internacional criam praças e jardins que são banhados pelo sol para que o paciente possa utilizar, mesmo que por poucos instantes ou ainda que sob os olhares atentos da equipe assistencial. Cria-se um espaço de fuga dentro do próprio hospital com a segurança necessária à recuperação do paciente. Esse espaço pode ser construído até mesmo na cobertura dos hospitais, normalmente ocupados por máquinas, e que podem receber painéis de madeira para cobrir as paredes e jardins para cobrir o piso elevado, sendo transformados em terraços verdes.

Embora haja muita discussão sobre humanização e hospitalidade, poucos profissionais ousam ir além das posições ortodoxas assumidas pela maioria. Uma unanimidade nem sempre inteligente que impede a inovação e a criatividade para transformar os ambientes e trazer mais vida aos nem sempre leves e agradáveis espaços internos e externos de um hospital. Deixar outros tomarem a dianteira aguardando os resultados para então decidir se vale a pena investir ou valer-se de paradigmas obsoletos e ultrapassados pode resultar em perda de competitividade diante da concorrência.

Num mundo globalizado a concorrência não é necessariamente apenas do hospital ao lado, podendo ser em outra parte do mundo. Exemplificando, até esta data o Brasil tem estado entre os países com menor fluxo de pacientes internacionais ou turistas de saúde dentre os países mais procurados para essa atividade. Embora seja citado como referência internacional em áreas como cirurgia plástica os números mostram que o Brasil não atrai pacientes internacionais na mesma proporção da sua fama, enquanto outros países sem a tradição e referência na medicina tradicional como a Costa Rica, México, Tailândia e Índia recebem mais pacientes e oferecem uma estrutura superior de atendimento ao paciente.

Se um país deseja tornar-se um destino médico internacional de alto nível, precisa mais que simplesmente possuir profissionais qualificados, precisa também investir na estrutura de hospitalidade, no atendimento e principalmente na estrutura de hotelaria. Embora seja indiscutível o fato de que o tratamento médico é o objetivo principal da procura pelo hospital, que a tecnologia é um diferencial que trará mais segurança ao paciente, ainda assim a estrutura de hospitalidade pode dar o suporte necessário para que tudo o mais funcione perfeitamente e torne a estada do paciente tão agradável que o faça desejar retornar. Mesmo em se tratando de um hospital.

Visão simplificada do fluxo no serviço de hospitalidade dentro do hospital

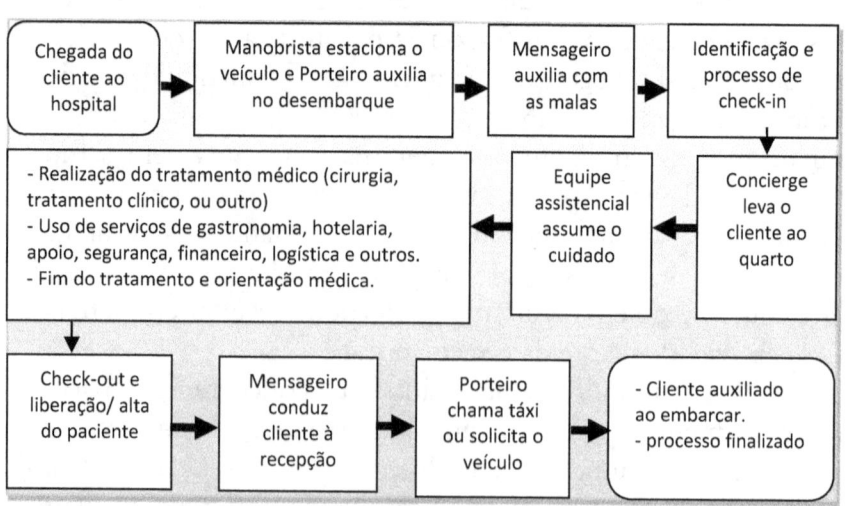

Características de serviços de luxo ou de conforto em hospitais

Disponibilizar serviços diferenciados para clientes especiais ou considerados VIP em hospitais vai além da perfumaria normalmente vista em algumas instituições. Inicialmente é importante diferenciar o tipo de cliente que o hospital deseja focar, criando uma segmentação interna para que serviços dispendiosos não sejam entregues a clientes comuns, ou que clientes formadores de opinião recebam um atendimento comum. Esse tipo de informação precisa ser partilhada com todos, médicos, assistência, área de serviços e de operações. Há hospitais que sinalizam com mensagens automáticas e outros no cadastro eletrônico, o importante é a informação chegar a todos.

Alguns serviços podem ser extensivos a todos os clientes, enquanto outros se destinem a determinados grupos ou ainda a uma clientela altamente selecionada. Alguns produtos e serviços podem ser universalizados dentro da estrutura hospitalar por haver um ganho em escala e transformar-se numa ferramenta importante de promoção e marketing para a instituição. Outros talvez precisem ser direcionados a clientes exclusivos devido ao alto custo envolvido como o fornecimento de itens de marcas famosas, suítes com dimensões maiores e cortesias dispendiosas.

Dentre os produtos e serviços que podem ser oferecidos ou disponibilizados aos clientes especiais nos hospitais estão:

- Serviço de gastronomia personalizada (com *chefs*),
- Serviço de lavanderia pessoal para uso dos clientes,
- Uso de enxoval de algodão egípcio nas suítes,
- Serviço de *room service* durante as 24 horas do dia,
- Assistência religiosa ou espiritual,
- Serviço de *concierge*, mordomo ou hospitalidade 24 horas,
- Secador de cabelos nos banheiros dos quartos,
- *Smart* TV com acesso à internet (acima de 32 polegadas),

- Sistema de som, TV a cabo com canais de música ambiente,
- *Wi-fi* com notebooks ou *tablets* para empréstimo,
- *Amenities* de marcas famosas,
- Pijama, roupão ou *robe* para os pacientes,
- Oferta de revistas e/ou jornais indicadas pelo paciente,
- Parceria com hotéis no entorno para familiares e visitantes,
- Minibar, impressora *on demand* (externa ao quarto),
- Disponibilização de visitas virtuais sem a necessidade de montagem do aparato em horários predeterminados, envio de flores, mensagens e cartões virtuais.

O arsenal de recursos para o hospital diferenciar seus serviços é vasto, como acessos discretos e alternativos para pacientes diferenciados, autoridades e personalidades que não desejam aparecer na mídia. Algumas soluções são intangíveis, mas de impacto na estrutura como o momento da alta em que o processo costuma ser demorado levando em conta o tempo compreendido entre a alta médica e a alta hospitalar. Cuidando bem do paciente ele será fidelizado optando sempre por retornar onde se sente seguro e bem atendido, mesmo que o médico deixe a instituição ele dificilmente deixará o local em que confia.

A importância da arquitetura hospitalar

Características muito comuns na hotelaria moderna como a de boutique, design ou outra denominação que surja podem ser adaptadas de forma bem sucedida aos hospitais. A imagem transmitida pode parecer demasiadamente arrojada ou excessivamente rebuscada para um hospital, porém é preciso lembrar que se trata de um aspecto cultural em alguns países com uma forte resistência ao novo, mesmo que seja comum em outros.

Vários livros de arquitetura hospitalar, normalmente

publicados em inglês mostram como evoluiu a arquitetura de hospitais em diversos países. O edifício hospitalar vai além de simplesmente ser útil para acomodar profissionais, equipamentos e o doente, contribui também sendo belo e podendo se transformar em um ícone ou referência na localidade onde está inserido. Não são apenas prédios comerciais que precisam ser referências arquitetônicas, hospitais também podem ser percebidos através de outras imagens que fujam ao padrão conservador enlatado e visto na maioria dos hospitais brasileiros.

A médica Esther M. Esternberg em seu livro *"Healing spaces: the science of place and well-being"*, relata a importância da arquitetura hospitalar como meio de contribuir para a cura do paciente em menor tempo que o habitual. Relata inclusive um estudo publicado na Revista *Science* em 1984 mostrando que os pacientes melhoravam bem mais rapidamente quando os quartos em que estavam possuíam vista para o exterior e a natureza.

O estudo conduzido por Roger Ulrich analisou como a visão exterior através de janelas em quartos hospitalares poderia contribuir ou não para a melhora do paciente. Os pacientes foram monitorados durante todo o tempo envolvendo todo tipo de exame possível como eletrocardiograma, pressão sanguínea, temperatura, etc. Foram escolhidos 46 pacientes, trinta mulheres e dezesseis homens com características comuns e submetidos a procedimentos cirúrgicos similares. Vinte e três pacientes foram colocados em camas com visão para a janela onde se avistavam árvores, enquanto os demais vinte e três tinham suas camas voltadas para a parede.

Foram registrados todos os sinais vitais dos pacientes e outros indicadores de saúde, incluindo dosagem de medicação, controle da medicação para dor e duração da internação. O estudo limitou-se a 46 pacientes por serem os que se encontravam dentro do padrão para o estudo, como idade, sexo, histórico de tabagismo, hospitalizações anteriores, cirurgia realizada, e até mesmo o cuidado em manter os mesmos profissionais de saúde para cuidar de todos. Tudo isso para que o médico tivesse controle sobre as variáveis que poderiam afetar a recuperação. Como resultado os pacientes que tinham a vista para a natureza necessitaram de menos doses de medicações fortes para a dor, como receberam alta hospitalar até um dia antes dos demais pacientes. Embora seja difícil conduzir estudos como este, basta perguntar qual vista o paciente deseja para constatar como isso pode interferir no processo de melhora dele.

É interessante notar que um país tropical cuja abundância de luz natural não seja tão bem aproveitada como ocorre em outros com um longo e rigoroso inverno. A luz está associada à vida, alegria e estimula sentimentos bons, provocando uma mudança no humor quando ambientes escuros e enclausurados são substituídos por outros iluminados, aumentando também o interesse pelo mundo e pela vida, reacendendo a esperança quando se está doente. Anteriormente os hospitais eram construídos com uma estrutura que os permitissem tirar o máximo proveito da luz solar, inclusive os hoje comuns *solariums* eram conhecidos como espaços necessários para o paciente fruir do sol diariamente.

Saguão/Entrada de hospitais

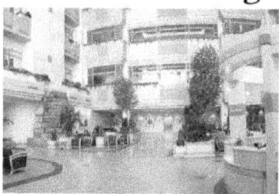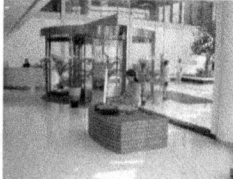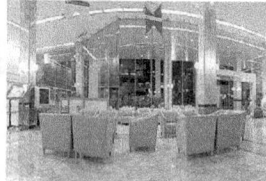

| *Clínica Mayo – EUA* | *Bangkok International* | *Hospital Pyavate Hospital* |

Embora os arquitetos se esforcem para construir edifícios hospitalares modernos e confortáveis, muitas instalações ainda não privilegiam as necessidades do paciente e de seus familiares. Os espaços são criados e decorados segundo a perspectiva do profissional que o idealiza ou de acordo com as necessidades do projeto, dificilmente contando com a participação dos profissionais que cuidam dos pacientes e que poderiam opinar sobre a melhor forma de estruturá-los. O velho ditado popular de que "uma imagem vale mais que mil palavras" pode ser aplicado também às entradas de hospitais em diferentes países, e que em alguns momentos poderiam ser confundidas com recepções de hotéis de luxo.

Jardins suspensos e arte em hospitais

Os espaços verdes e a arte têm sido pouco utilizados nos hospitais brasileiros como mecanismo de reduzir o estresse produzido por uma internação hospitalar, especialmente se for prolongada. É desgastante para o paciente e também para seus acompanhantes e familiares. Criar espaços de fuga é essencial para reduzir o nível de estresse e desgaste produzido pela espera durante a estada hospitalar. Dentre as possibilidades para os hospitais estão os telhados verdes ou jardins suspensos (*Roof Gardens* ou *Green Roofs*) e as exposições de arte (*Arts in Healthcare*), que são utilizados de forma eficaz em hospitais em outros países como nos EUA.

Sabe-se que o processo de cura para muitos pacientes não está restrito apenas à intervenção médica, medicação ou cuidado eficiente da equipe de enfermagem. Trata-se de um processo holístico que envolve além do corpo a mente, cujo poder de interferir no processo de cura é grande e não pode ser relevado. Hospitais de excelência que utilizam de recursos além dos meios tradicionais entendem que se o paciente não desejar sua melhora ou cura, não a obterá tão facilmente resultando em maior utilização de medicamentos, mais diárias de internação e utilização de outros profissionais aumentando o custo final da hospitalização. Esses hospitais preocupam-se em tratar o paciente no todo e não cartesianamente de acordo com sua patologia.

O médico Michael Karpf, Vice-Presidente Executivo para assuntos de saúde da Universidade de Kentucky (EUA) e um dos fomentadores de artes no Hospital Albert B. Chandler, frisou que:

"As artes não apenas melhoram o ambiente de cura, como estimulam as pessoas a visitar o hospital quando estão bem. Se os doentes e sua família estiverem familiarizados com o hospital, eles se sentirão bem mais confortáveis nos momentos de necessidade."

A leveza e a tranquilidade produzida pela arte, seja através de quadros, esculturas ou outras montagens produz efeitos calmantes e relaxantes nos pacientes, diminuindo a tensão também para os familiares e acompanhantes.

O objetivo não é simplesmente expor alguns quadros em uma parede ou corredor do hospital e sim disponibilizar uma área específica para a exposição, que pode ser permanente, eventual ou ainda uma mescla de ambas. Uma galeria permitirá que o paciente em condições físicas e seus familiares como ocorre em diversos hospitais nos Estados Unidos possa visitar a exposição. Estando aberta aos demais visitantes permite que os familiares e acompanhantes utilizem o espaço como uma fuga do cotidiano. Alguns hospitais americanos como o Albert Chandler até mesmo estimulam a visita da comunidade (entorno do hospital) para sua galeria de arte.

O hospital não precisa investir grandes somas para criar a sua galeria de arte própria, na verdade apenas o espaço se torna necessário, pois todos os demais itens podem ser obtidos até mesmo através de doações. Artistas e escultores podem expor suas obras regularmente sem gerar custo para a instituição, tendo inclusive a possibilidade de em caso de venda parte da renda ser direcionada para a instituição, muitas das quais filantrópicas dependem de mais recursos para novos investimentos.

A própria galeria ou espaço pode receber apresentações musicais, que tornaria o ambiente muito mais acolhedor e agradável. Outro médico, Dr. John Graham-Pole escreveu no *International Journal of Arts Medicine*, que *"O crescente interesse pelas artes nos cuidados de saúde é uma manifestação da aceitação global do movimento. As artes em cuidados de saúde são o complemento da ciência médica ao invés de seus substitutos. As artes criativas e inovadoras ajudam as pessoas a recuperar o poder sobre suas vidas e sua saúde.*" (*Restoring lives, restoring selves: The arts and healing*).

Outra possibilidade de humanização do espaço hospitalar é a introdução de áreas verdes como jardins e praças. Em hospitais horizontais e com áreas livres a tarefa torna-se bem mais fácil que nos hospitais verticalizados, embora os hospitais brasileiros que possuem espaços verdes não permitam necessariamente que o paciente o frequente. O objetivo é utilizar o espaço para que os pacientes que estejam em condições e tenham a liberação médica possam frequentá-lo, aproveitando o sol da manhã ou do entardecer. O contato mesmo que visual do paciente com jardins e plantas é extremamente benéfico. Sentar-se em um banco e observar um jardim é muito mais revigorante que estar sentado em uma poltrona do quarto de hospital assistindo televisão.

Diversas pesquisas mostram os benefícios para o paciente que está próximo, vê e interage com a natureza. A preocupação de muitos gestores parece ser com a segurança do paciente, embora este somente deixe seu quarto em condições de fazê-lo e mesmo assim acompanhado. Para os jardins localizados em espaços elevados, telas, grades discretas e proteções de vidro podem criar barreiras para o vento e para pacientes que tenham tendências suicidas.

Dentre os meios muito utilizados nos últimos anos em hospitais americanos e asiáticos estão os jardins e praças em telhados e lajes de prédios (*Green Roofs*). Ao invés do tradicional preto e das poluídas casas de máquinas, muitos prédios, inclusive comerciais, tem instalado jardins onde as pessoas possam passar algum tempo e descansar. Principalmente nos grandes centros urbanos onde espaço é um problema, os *Green roofs* ou telhados verdes tem criado numerosas possibilidades que incluem lago com carpas e pergolado como o existente no Palácio do Governo do Estado de São Paulo e no jardim do edifício da Prefeitura da Cidade de São Paulo. Não são áreas inúteis ou depósitos de materiais, ao contrário são muito úteis para aumentar o espaço interno que falta nas grandes cidades.

Outra vantagem percebida tem sido o aumento da produtividade dos funcionários que trabalham vendo áreas verdes, ao invés das tradicionais paredes claras. Como boa parte dos hospitais estão em áreas comerciais, muitos funcionários perambulam por lojas e entorno dos hospitais antes e depois da jornada de trabalho e principalmente durante o horário de refeições. Cria-se uma alternativa e um espaço de descanso para os funcionários frequentarem tirando-os do risco que correm nas vias públicas. Dentre os benefícios para quem adota está a redução da temperatura no verão com a incidência direta do sol sobre a última laje do prédio, além do apelo ambiental e ecológico que essa atitude tem adquirido nos últimos anos.

Se os telhados verdes se mostraram eficientes para prédios comerciais e residenciais, e são comuns em hospitais americanos e asiáticos, poderiam estar presentes aqui também. Pacientes e acompanhantes podem usá-los para passeios diários substituindo os passeios internos pelos corredores do hospital. Acompanhantes podem sentar-se com seus pacientes reduzindo o estresse e desgaste provocado pela internação. Um dos modelos bem sucedidos é o *Alta Bates Summit Medical Center* em Berkeley nos Estados Unidos que possui belíssimos jardins em diferentes partes da última laje de um dos prédios do hospital (*Garden roof*) com bancos, jardins, plantas e árvores que reduzem a força do vento, tornando desnecessária outras formas de proteção.

Não se trata de utilizar todas as lajes ou telhados dos hospitais para transformá-los em praças ou jardins. Muitas vezes pode ser utilizado um pequeno espaço entre um prédio e outro ou a laje do andar mais baixo, como realizado pelo *Hackensack University Medical Center*

Jardim Suspenso

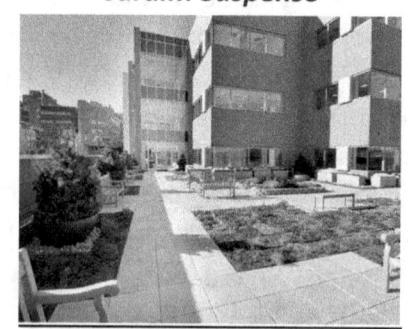

Laje do Hackensack University Medical Center em NJ/EUA

(Estados Unidos), que possui um grande complexo hospitalar e criou seu jardim suspenso sobre a laje que conecta dois dos seus edifícios. Criou-se uma área de fuga para pacientes, familiares e os próprios funcionários que podem utilizá-lo durante o horário de descanso.

Para que a estrutura seja possível, costuma-se utilizar piso elevado em concreto para que embaixo os canos e cabeamentos não sejam afetados, possibilitando inclusive a manutenção ao se retirar apenas as placas necessárias para o reparo. Os jardins podem ser construídos sobre as placas de concreto com a abertura de caixa para a terra e flores. As plantas e pequenas árvores ficam normalmente no entorno da praça isolando e criando um cenário verde para quem está dentro. Casas de máquinas, caixas d'água e motores sobre o teto podem ser encobertos com painéis de madeira, auxiliando também no isolamento acústico. Bancos, pergolados, esculturas e fontes podem ser utilizadas como mecanismos de embelezamento e funcionalidade para o ambiente.

Uma pesquisa realizada no *Alta Bates Summit Medical Center* mostrou o que motivava os frequentadores a utilizar os jardins na laje do hospital. Os respondentes podiam descrever os sentimentos e motivações que os levaram ao jardim.

%	Motivação/Sentimento
80	Sentiam-se mais calmos, mais relaxados, menos estressados, mais felizes.
33	Sentiam-se mais revigorados, mais dispostos para o trabalho.
22	Sentiam-se melhores, com uma mentalidade positiva.
22	Usavam o espaço como fuga do ambiente de trabalho.
8	Por motivação religiosa.
5	Ajudava a refletir melhor sobre a vida ou problemas pessoais.
3	Descanso, o tempo passava mais rapidamente.
3	Não afetava o humor. Uso por mera satisfação.

Pacientes e funcionários se beneficiam dessas iniciativas. Outros vão além. Há hospitais cujos quartos possuem uma vista para jardins ou cuja posição da cama em relação aos jardins suspensos pode criar um excelente ângulo de visão para quem está deitado. Muitas vezes, é somente em momentos como estes que muitas pessoas ficam fascinadas com uma simples gota de chuva que escorre lentamente por uma folha até cair, ou ainda perceber como o sol fica lindo quando visto no meio das plantas. Parece simples, mas pode fazer a diferença para um paciente lutar ferrenhamente pela sua vida ou descansar serenamente na morte.

Os jardins podem ser construídos até mesmo em estruturas já existentes nos edifícios hospitalares mais antigos ao passar por um *retrofit*. Horizontalmente preserva-se a vista para o exterior com as plantas ocultando parcialmente a vista para quem está deitado. Enquanto que nos jardins inclinados para dentro reduz-se a visão exterior sem prejudicar a luminosidade natural, criando uma pequena e falsa parede com ou sem degraus com as plantas recebendo a primazia da vista. O modelo inclinado para dentro é também uma excelente alternativa para regiões em que o entorno não é muito agradável, há muito ruído ou divisa com outros edifícios e grandes construções reduzindo a visibilidade interna ou evitando que o paciente veja áreas nada agradáveis ou apenas a paredes e janelas de outros prédios.

A técnica não é nova e registros históricos mostram que foi utilizada desde os jardins suspensos da Babilônia. Eventuais dúvidas que surjam quanto à possibilidade de inserir os jardins em edifícios já foram sanadas com projetos recentes de mudanças realizadas em edifícios residenciais antigos em cidades como São Paulo, Londres e Paris, que tem recebido grandes sacadas valorizando o edifício sem comprometer a estrutura do prédio.

O objetivo deve ser criar um oásis verde mesmo onde aparentemente não há espaço para os jardins tradicionais. Parafraseando um antigo ditado popular, se não é possível levar os pacientes até o jardim, então se deve trazer o jardim até os pacientes. Os arquitetos jamais deveriam desperceber o poder que mudanças como essas são capazes de causar ao influenciar a percepção do paciente e seus familiares no ambiente hospitalar.

A utilização de cores, fontes de água e plantas atuam de forma diferente em cada pessoa, podendo exercer um efeito restaurador em uns, calmante e relaxante em outros. Mesmo que seja apenas para decorar o ambiente, vale o investimento realizado ao tornar mais agradável e humana a estrutura hospitalar.

Jardins inclinados – o ângulo de visão do paciente volta-se para o jardim

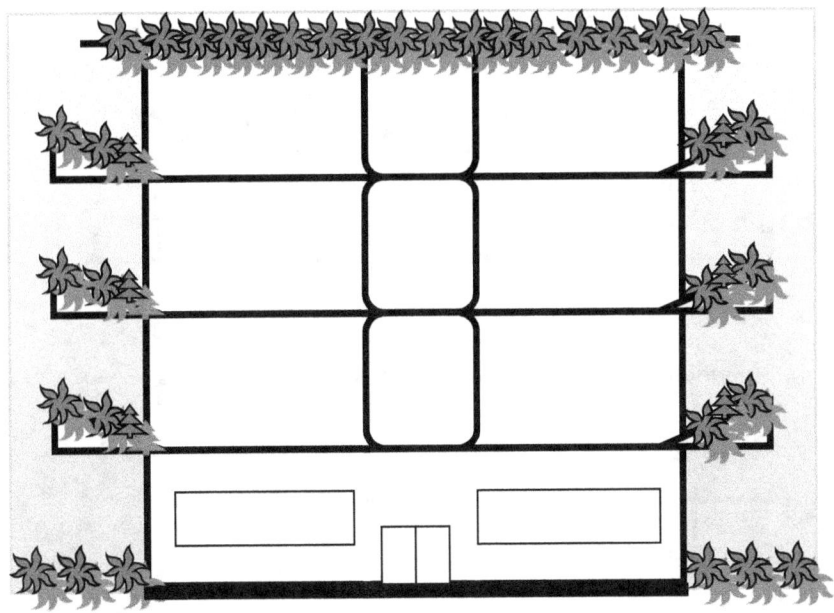

Muda-se o ambiente, muda também a postura e o comportamento das pessoas que passam a valorizar o novo espaço. Ademais, essas mudanças acabam sendo utilizadas como ferramentas de marketing pelos hospitais que não hesitam em mostrar seus edifícios cercados de jardins, isolado na imagem ou desfocando o entorno.

O contraste entre o ambiente interno e tenso de um hospital poderia ser substituído pelo clima tranquilo e relaxante que os jardins proporcionam. Obviamente o jardim precisa estar bem cuidado, se possível florido e acima de tudo ser acessível, pouco adianta um hospital possuir um belo espaço que não seja conhecido ou não possa ser utilizado intensivamente. As instituições de saúde em geral podem aproveitar a introdução desses espaços verdes nas diferentes partes de sua estrutura, associando-os com outras ações sustentáveis extremamente importantes para o meio ambiente como a reciclagem, a redução do consumo de papel, de água e de energia elétrica e outros bens esgotáveis procurando obter certificações como a LEED® (*Leadership in Energy and Enviromental Design*).

Jardins horizontais – a visão exterior fica desimpedida

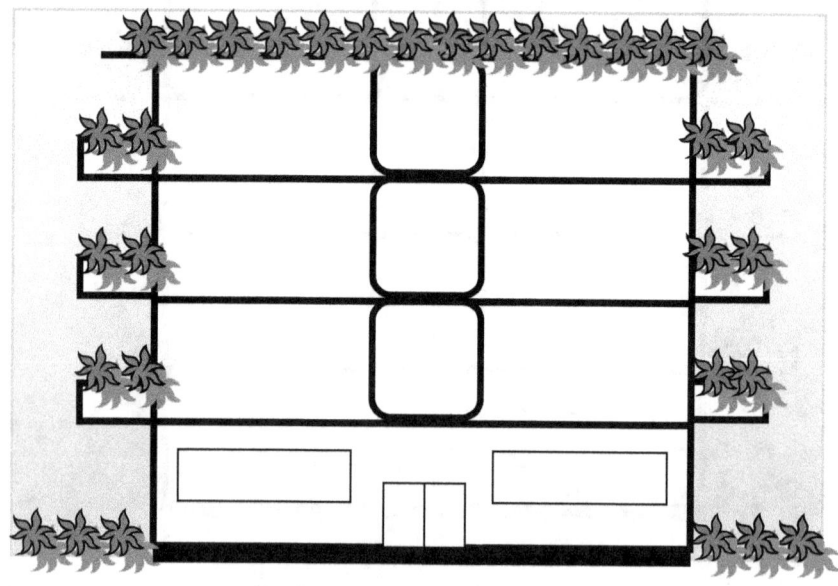

Como pode ocorrer em qualquer empresa, o que é inovador em alguns momentos pode tornar-se uma obrigação no futuro. Os primeiros podem até enfrentar desafios e custos maiores, porém costumam receber também os créditos pelo pioneirismo. E, como ocorreu em outros países a tendência é que todas as instituições procurem certificações da qualidade e de responsabilidade ambiental, mesmo que não seja por pressão direta dos consumidores, pode se tornar necessária na renovação de contratos, obtenção de financiamentos e negociação com as grandes operadoras de saúde.

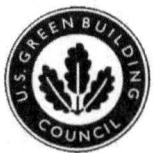

LEED® - *Leadership in Energy and Environmental Design*: é um sistema de certificação que avalia e certifica práticas sustentáveis visando reduzir os impactos de edifícios no meio ambiente. Foi desenvolvida pelo *Green Building Council* nos Estados Unidos.

Capítulo 9

TURISMO MÉDICO OU DE SAÚDE

Não era incomum presenciar no Brasil há alguns anos pedidos desesperados de pais e amigos por doações, para que uma criança ou adulto pudesse realizar um tratamento raro nos Estados Unidos ou Europa. *E-mails* eram transmitidos como *spams*, faixas colocadas nas ruas e algumas campanhas saíam até mesmo em noticiários e programas de televisão. Embora possa parecer estranho para os mais jovens, mas essa era a realidade há menos de três décadas para procedimentos que hoje o Brasil se tornou uma referência como o transplante de medula óssea. O avanço da tecnologia de saúde no Brasil foi tão grande que em poucos anos o país se equiparou e ultrapassou diversos países europeus em pesquisa, inovação, posse de equipamentos de ponta e novos procedimentos.

Inúmeros tratamentos que eram realizados no exterior passaram a ser realizados no país, como o cateterismo cardíaco que os mais ricos optavam por fazer nos Estados Unidos. O Brasil tornou-se uma referência internacional no tratamento de doenças como a AIDS, na realização de transplantes, no acesso universal ao sistema de saúde e em programas de vacinação. O resultado foi a inversão do fluxo de pacientes, que cientes desses avanços e muitas vezes devido a situações de emergência, perceberam que podem ter um atendimento melhor em países como o Brasil a um custo muito menor do que onde residem. Com a divulgação reforçada pelos expatriados, tomou corpo e dimensão nos últimos anos uma das mais antigas facetas da saúde, a busca por tratamento onde quer que ele esteja, também conhecido pelos termos "turismo médico" e "turismo de saúde".

Embora ainda não seja amplamente reconhecido como uma oportunidade de excelentes negócios dentro do segmento de saúde, em diversos países o turismo de saúde ou turismo médico tem se mostrado um modelo de atividade dentro do segmento de saúde com evidentes benefícios econômicos e um expressivo crescimento nos últimos anos. Especialmente para os países da Ásia e América Latina que despontam como grandes players nesse mercado, embora a América Latina ainda trate do tema de forma excessivamente tímida e amadora em relação aos países asiáticos.

O turismo médico pode ser entendido simplesmente como o deslocamento de pessoas entre regiões e países em busca de tratamento médico a um custo menor sem abrir mão da segurança e da qualidade do serviço médico prestado. Embora o termo "turismo médico" ou "turismo de saúde" cause uma "falsa" impressão de que se trata de uma atividade estritamente turística, é na verdade uma atividade ligada à saúde utilizando-se da infraestrutura do turismo que oferece os serviços complementares ao paciente-turista. A motivação e objetivo principal estão relacionados diretamente com o segmento de saúde e à estrutura médico-hospitalar existentes na localidade escolhida.

Podemos entender os fluxos de pacientes que procuram tratamento médico analisando suas origens e destinos. De um modo geral esses fluxos podem ser divididos em três categorias básicas:

1) Pacientes que viajam para outros países (emissivo)
2) Pacientes que chegam de outros países (receptivo)
3) Pacientes regionais (deslocamentos dentro do próprio país)

Os fluxos um e dois são na verdade extremidades do mesmo fenômeno, porém, com o país emissor importando um serviço médico e o país que capta os pacientes como exportador dos serviços médicos. Cada parte apresenta um impacto diferente na economia do país, de um lado há saída de recursos e de outro há a entrada desses mesmos recursos. As viagens regionais ou domésticas ocorrem em diferentes cidades e regiões do mesmo país, também redistribuindo os recursos internamente. Na análise econômica podemos entender que se trata da exportação e importação de serviços e cuidados médicos, algo intangível e de altíssimo valor agregado.

Exportação: a venda de serviços médicos pelos países considerados destinos turísticos.

Importação: a compra de serviços médicos pelos turistas que viajam a outros países para tratamento médico.

Tipologia	Definição	Ocorrência
Importação de serviços médicos (Saída)	O turista de saúde viaja para outros países em busca ou para receber o tratamento médico.	Ocorre quando o paciente deixa o seu país para procurar tratamento médico em outro país. Importa o tratamento.
Exportação de serviços médicos (Entrada)	Ocorre com o país oferecendo ou vendendo o tratamento médico e sua estrutura de apoio para o paciente de outro país.	Ocorre quando o paciente chega de outro país em busca de tratamento médico.
Demanda regional ou doméstica	Turistas que procuram atendimento médico ou hospitalar dentro do próprio país, em outras cidades ou regiões do mesmo país.	Ocorre quando pacientes saem de suas cidades para outras cidades e estados dentro do mesmo país, à procura de tratamento médico ou hospitalar.

Normalmente as três situações ocorrem simultaneamente dentro de um mesmo país. Exemplificando, os Estados Unidos são além de emissor internacional de turistas de saúde com um número cada vez maior de americanos viajando para encontrar tratamento em outros países, como também recebem um grande número de pacientes internacionais para estudo ou tratamento especializado. Por outro lado, há uma grande movimentação interna, com pessoas saindo de suas cidades e procurando tratamento médico em outras mais desenvolvidas, que detêm algum tipo de tratamento inexistente ou de alto custo na localidade onde a pessoa reside.

Alguns fatores contribuíram para o aumento dessa atividade nos últimos anos como o crescente custo da saúde nos países mais ricos como os Estados Unidos, onde parcela expressiva da população não possui seguro saúde ou não está disposta a pagar os altos valores dos custos adicionais (*complementary payments*) exigido por médicos e hospitais. Em países onde o sistema é gratuito o problema pode ser as longas filas e o tempo de espera que muitos pacientes não possuem para receber algum tratamento. Outras motivações pode envolver a possibilidade de realizar procedimentos que no país de origem não existe, não está disponível ou não é permitido pelos órgãos de saúde. E há ainda os expatriados que retornam aos seus países de origem para tratamento, divulgando ou trazendo consigo outros pacientes.

O maior volume observado nos últimos anos tem sido dos EUA, o que torna o país mais procurado pelos fornecedores de serviços de saúde internacional. Com um custo de saúde elevado para os cidadãos americanos, sistema ineficiente e um grande desperdício a alternativa para muitas pessoas é procurar tratamento similar em outros países que os oferecem a um custo menor. Segundo estimativas do próprio governo, apenas com o desperdício no sistema de saúde, perde-se algo em torno de 700 bilhões de dólares anualmente, com valores variando entre 505 e 850 bilhões de dólares. De acordo com um relatório divulgado pela Thomson Reuters, dentre os motivos que tornaram o sistema americano de saúde tão caro estão:

+ Cuidados desnecessários como a utilização excessiva de antibióticos e exames de laboratório como proteção contra processos na justiça e que representam 37% do desperdício, algo entre US$ 200 a US$ 300 bilhões anualmente.
+ As fraudes e abusos representam 22% ou cerca de US$ 200 bilhões anualmente com pagamentos de serviços não realizados ou desnecessários, principalmente com o

Medicare.

+ A ineficiência administrativa e burocracia que é responsável por 18% do desperdício.

+ Erros médicos contabilizam 11% ou um valor entre US$ 50 e US$ 70 bilhões de dólares em gastos desnecessários anualmente.

+ Doenças evitáveis como diabetes não controlada representam um desperdício de US$ 30 a US$ 50 bilhões de dólares por ano.

+ Um médico americano gasta em média 8 horas semanais para lidar com a papelada necessária, e o sistema de saúde emprega cerca de 1,66 funcionário administrativo por médico.

Com um custo tão grande, é de se esperar que muitos prefiram buscar tratamento em outros lugares. De acordo com um relatório da Deloitte *Healthcare Division* (USA) estima-se que anualmente cerca de 750 mil americanos viajem para outros países em busca de alguma forma de tratamento médico. Embora crises econômicas regionais ou internacionais possam desestimular muitas viagens para tratamento médico não-emergencial, obriga de certa forma outra grande parcela a buscar tratamento a um custo menor beneficiando países e regiões mais competitivas na oferta de atendimento médico, a exemplo da Tailândia, Cingapura, Índia, Brasil, Costa Rica e México.

Mesmo em um cenário de mudanças no segmento de saúde norte-americano, pessoas, empresas e segmentos do governo continuam propensas a utilizar os serviços de saúde em outros países. Algumas empresas e seguradoras já oferecem pacotes e incentivos a quem aceite se submeter a tratamentos em outros países, sendo custeadas inclusive as despesas de um acompanhante. O próprio governo americano já estendeu a cobertura de programas como o *Medicare* a fornecedores no México e abrindo as portas para opções de menor custo.

A atividade médica no turismo médico ou de saúde

Para que o turismo médico ocorra é necessário um conjunto de fatores convergentes como a logística de transporte e hotelaria, infraestrutura adequada, hospitais dotados de tecnologia e instrumental avançado e principalmente o "médico". É a figura principal ao ser o responsável final pelo resultado da intervenção ou tratamento que o paciente será submetido. Como muitos estrangeiros se preocupam em quem cuidará deles ou *"who holds the knife"*, e é natural que queiram saber das suas credenciais, afinal, entregarão seu corpo e por vezes a vida a um estranho em um país distante, além dos temores que sempre cercam procedimentos cirúrgicos, principalmente os de grande porte.

Contudo, nem sempre a atividade é vista com bons olhos por profissionais de diversas áreas como na própria medicina. Parte da rejeição está atrelada ao fato da relação com as atividades de turismo e lazer que costumam acompanhar alguns "pacotes" de tratamento. Obviamente, o objetivo da viagem sempre será o tratamento e ocorrerá conforme as recomendações médicas. No entanto, nem todas as cirurgias e tratamentos exigem estrita observação pré ou pós-operatória liberando o paciente para atividades amenas como passeios e caminhadas leves. Isso não significa que o paciente fará um rapel ou um safári às vésperas ou após uma cirurgia cardíaca. É natural que o paciente queira conhecer e visitar alguns locais do país em que vai permanecer alguns dias, estando ou não incluídos no tratamento e a despeito da vontade médica.

Embora nem todos, muitos dos pacientes que procuram outro país em busca do tratamento médico que necessitam, o fazem devido aos altos custos do tratamento. Não se busca um lugar mais barato e sim um que se adéque às condições financeiras do paciente, haja vista muitos financiarem todo o tratamento, resultando em um custo menor que o tratamento particular ou o pagamento dos percentuais (*co-payments*) devidos ao seguro saúde nos Estados Unidos.

Em muitos casos, o turismo médico ocorre por fatores

impeditivos como a regulação de organismos governamentais que não autorizam determinados procedimentos no país, como ocorre nos Estados Unidos com a FDA (*Food and Drug Administration*). Restando ao paciente procurar o tratamento onde ele é permitido ou possível. Tratamentos experimentais ou técnicas inovadoras é a esperança de muitos que não podem esperar pelo tempo, quando não possuem tanto tempo de vida para isso.

Com o constante aprimoramento dos profissionais de saúde, especialmente dos médicos que estudam e se especializam em outros países, trocando experiências e participando em projetos internacionais de amplo espectro, praticamente desapareceram as diferenças de qualificação profissional entre muitos dos países considerados mais ou menos desenvolvidos. Restando ao paciente apenas escolher o local onde deseja encontrar o tratamento que necessita.

As viagens em busca de tratamento médico sempre existiram na história da humanidade. Doentes percorriam enormes distâncias e despendiam fortunas em busca da cura para os seus males. Com o passar do tempo, o que se percebe é que mudaram os meios, mas não o objetivo. Pessoas saem de regiões rurais para tratamento nos grandes centros urbanos, outros saem dos grandes centros para resgatarem a saúde nas regiões rurais. Não seria diferente nesse mundo globalizado onde o fluxo internacional de pacientes siga direções inversas sem necessariamente esgotarem-se todas as possibilidades. É a busca de resultados tangíveis onde se acredita que eles estejam dentro das possibilidades que o paciente procura.

Assim as razões para a busca da "cura" fora de casa são muitas e embora a primeira vista pareça ter um cunho eminentemente econômico, a atividade está centrada na solução do problema de saúde do paciente. Era de se esperar que se desenvolvesse toda uma estrutura de suporte e apoio no entorno da atividade, inclusive o interesse nos processos de certificação da qualidade internacionais. É interessante notar os questionamentos pela procura do tratamento médico em países relativamente menos desenvolvidos atualmente, pois inexistiam quando o destino eram os países relativamente mais desenvolvidos.

Em muitos casos, associações médicas e odontológicas de países emissores de pacientes como os Estados Unidos, preocupam-se com a perda de pacientes em algumas regiões fronteiriças, como ocorre com o México e pela qualidade do atendimento prestado em outros países. Especialmente devido a fatores como distância, questões legais, qualidade da assistência provida dentre outros. No entanto, esses fatores não parecem impedir o aumento da procura por tratamento médico no exterior resultando em elevados índices de satisfação dos pacientes e aumento do número de instituições acreditadas nos países mais procurados. Uma avaliação da qualidade do atendimento recebida por pacientes no México, conforme uma pesquisa realizada nos Estados Unidos recebeu a nota de "90" em uma escala de zero a cem, enquanto a nota máxima obtida dentro dos EUA foi de "80".

Um problema que tem ocorrido nos últimos anos com o aumento do fluxo de pacientes em busca de tratamento em outros países, é o aumento de clínicas e médicos inescrupulosos que realizam procedimentos sem estar preparados adequadamente e utilizando materiais de baixa qualidade, causando mais mal que bem ao paciente. Outros fatores envolvem os riscos legais, devido à dificuldade de se processar um médico em outros países ou ainda as complicações pós-operatórias, devido ao tipo de tratamento e ainda às longas horas das viagens aéreas no retorno. Cabe ao paciente avaliar se os riscos compensam a economia, assim como médicos informarem candidamente aos pacientes os limites do tratamento e os riscos envolvidos, documentando sempre e facilitando a continuidade do tratamento quanto este retorna ao seu país.

Em suma, a tendência aponta para o crescimento do turismo médico no mundo nos próximos anos, especialmente para alguns países da Ásia e da América Latina, apesar do pouco estímulo recebido na América do Sul se comparada com suas potencialidades. As ações de atração de pacientes internacionais hoje vistas têm sido caracterizadas pelo trabalho isolado de médicos e hospitais, mesmo diante da constatação de aumento da demanda internacional para os próximos anos. As barreiras caíram, os países ficaram mais acessíveis a prevenção aumentou e hoje há um grande foco em residências para idosos com toda uma infraestrutura de cuidado e conforto. É preciso se adaptar a essas mudanças ou elas atropelarão muitas instituições.

Apesar das crises econômicas que vez por outra afeta os países mais desenvolvidos, o México, Costa Rica e em menor volume o Brasil tornaram-se importantes destinos médicos atraindo parte da demanda internacional e consolidando a imagem de referência em diversas especialidades médicas. Com uma ampla e avançada estrutura hospitalar, o país tem sido reconhecido por órgãos internacionais e se mostrado no mesmo nível que os grandes centros de excelência mundiais, aumentando a sua participação em pesquisas e estudos internacionais. Circunstâncias que depõem favoravelmente ao sistema de saúde brasileiro. Embora seja um mundo cada vez mais competitivo, há espaço para todos, mas os melhores lugares ficarão sempre com as melhores instituições de saúde.

O turismo de saúde e bem-estar e sua relação com a medicina: uma abordagem do ponto de vista médico.

Turismo de saúde e bem-estar é a denominação de uma atividade ampla que envolve diversos outros segmentos com terminologia própria como o turismo médico, estético, terapias diversas como a talassoterapia, hidroterapia, etc. O que se percebe é uma confusão na interpretação da atividade como sendo turística e não médica. O turismo de saúde é uma atividade essencialmente médica, sem a qual não existiria ou haveria razão de existir, pois o tratamento é o objetivo ou a motivação da atividade fim. Nas atividades de bem-estar a presença do médico também é essencial com estabelecimentos envolvidos nesse segmento sendo dirigidos ou tendo o acompanhamento médico. Mas, por que tantos associam o turismo de saúde, turismo médico etc. mais com a atividade de turismo e não com a medicina?

Devido a origem e antiguidade da atividade que remonta ao início da história humana moderna, a atividade de busca de tratamento médico envolvia viagens longas, cansativas e perigosas. Obviamente o viajante precisava de transporte, alimentação e hospedagem para chegar ao médico que o trataria. Assim, esses serviços de alimentação, transporte e hospedagem necessários ao deslocamento do paciente estão relacionados à atividade turística, contribuindo para que o doente chegasse ao local de tratamento, recebesse o cuidado e retornasse. Não era diferente com a busca de terapias complementares ao tratamento médico e de bem-estar cuja antiguidade é ainda maior.

Como tantas outras atividades como o turismo religioso, cultural, ecológico, etc. o turismo médico ou turismo médico-hospitalar também foi inserido nesse contexto de atividade turística por utilizar-se dos meios e infraestrutura para atingir um fim; neste caso a busca pelo tratamento médico ou de saúde. Talvez se houvesse recebido alguma definição voltada para a área da saúde e não para o turismo, teria certamente maior aceitação pela classe médica. Porém, trata-se de mera terminologia não significando tratar-se de atividade essencialmente turística.

O objetivo: o tratamento médico.

Meios para se alcançar o tratamento: utilizando-se de diversos segmentos da atividade turística. São atividades de meio para se chegar a um fim: o tratamento médico-hospitalar.

Paciente	Transporte-Alimentação- Alojamento	Hospital/Médico

Apesar da motivação ser essencialmente médica, o paciente em trânsito normalmente utiliza com maior intensidade e por maior tempo a estrutura turística em detrimento da estrutura hospitalar. São apenas estruturas de apoio para que o paciente possa conseguir o tratamento em local distante da sua residência. Sem essa estrutura seria inviável ou difícil uma pessoa viajar de locais distantes em busca de um médico ou hospital. O tratamento é o objetivo e, portanto a parte mais importante da atividade. É a razão da existência da atividade turística na saúde.

Há algum tempo as viagens em busca de tratamento era a exceção no segmento de saúde, com os pacientes localizando-se nas proximidades do consultório ou da unidade hospitalar. A busca em outros países ocorria na maioria das vezes para casos raros ou onde se imaginava encontrar a cura. Embora os hospitais e médicos ainda atendam na sua grande maioria pacientes do entorno ou da área em que estão localizados, parte do fluxo são provenientes de cidades ou áreas próximas. Cujas localidades carecem da especialidade ou da estrutura hospitalar para atendimento.

Tempo pré-tratamento	Tratamento	Tempo pós-tratamento
Paciente usa a estrutura turística até chegar ao médico/hospital onde ocorre a admissão hospitalar.	**Tratamento médico/saúde**	Após a alta hospitalar, há o uso da estrutura turística até o retorno para a residência do paciente.
Transporte-Hotel-Alimentação	**Hospital**	**Hotel-Alimentação-Transporte**

Em grandes capitais como São Paulo, diariamente chegam pacientes de cidades próximas, de outras regiões, Estados e até mesmo do exterior para alguma forma de tratamento. Hospitais de excelência e médicos renomados costumam estar localizados em grandes centros urbanos atraindo casos críticos ou de maior complexidade, além de maior volume de pacientes. Na maioria dessas situações é utilizada a estrutura turística de transporte, alimentação e muitas vezes hospedagem. Essa tão conhecida faceta ficou sendo conhecida no Brasil e no mundo como Turismo Médico, ou Turismo de Saúde quando vai além do ambiente hospitalar abrangendo também outras formas de tratamento complementar.

Com a redução das barreiras e distâncias entre países, os tratamentos médicos também deixaram de ter fronteiras com pacientes procurando tratamento aonde quer que ele esteja. Seja em virtude de preço, de inovação, por motivos legais que impedem determinadas práticas médicas em alguns países, dentre outros motivos. Assim como a medicina não possui fronteiras, não seria de se estranhar que os tratamentos também não tenham.

Um engano muito comum tem sido a ligação que os profissionais de saúde atribuem ao turismo médico ou de saúde, de que o paciente viajará para um tratamento enquanto fará atividades turísticas e de aventura. Embora nada impeça uma pessoa de visitar um museu ou buscar um restaurante enquanto está em período de convalescença após a alta hospitalar, isso ocorreria apenas após a liberação médica quando o paciente precisa permanecer no país aguardando a liberação para a viagem de volta. Muitos mitos criados e difundidos sem controle parecem ter ganhado força entre os profissionais de saúde, impedindo-os de entender o grande valor da atividade turística para o setor de saúde.

Nenhuma área é estanque, e não seria diferente com a área da saúde. As áreas se relacionam se complementando cada qual com sua oferta de serviços para a consecução de sua atividade fim. As atividades de saúde estariam seriamente comprometidas não existisse a complementaridade dos serviços de alimentação, transporte, hospedagem, segurança, manutenção dentro outras. A visão estritamente cartesiana impede entender o todo holístico que contribui para que um hospital funcione e o médico possa desempenhar sua função. Em suma, o turismo de saúde e bem-estar e seus segmentos como o turismo médico são atividades mais voltadas para a saúde do que para o turismo, embora utilizem mais a estrutura de turismo do que a hospitalar.

Alguém poderia questionar sobre a razão da existência dessa atividade que é tão antiga quanto a história escrita comprova, com as viagens realizadas desde a antiguidade em busca de tratamento e cura. Com o tempo a estrutura de apoio a essas pessoas tornou-se essencial para que não apenas os mais abastados pudessem viajar, e sim qualquer pessoa que necessitasse pudesse. Para o médico independe de onde o paciente venha, a sua prática e o compromisso com a vida não distingue língua ou origem. Enlevando sua prática, há os que se tornam referência e são alcançados onde quer que estejam. Não importa a distância, custo ou sacrifícios, o paciente que acredita no seu tratamento o encontrará crente de alcançará o alívio de que necessita.

As motivações para que o paciente esteja disposto a viajar em busca de determinado tratamento ou médico são muitas. Custos elevados de tratamentos no país de origem, a falta de acesso a novos métodos e terapias disponíveis em outros países, novas drogas e equipamentos não disponíveis onde o paciente resida, além de muitos outros motivos como médicos que são referência em determinadas especialidades são as molas propulsoras da atividade. Uma das facetas menos visível dessa atividade são as viagens regionais dentro do próprio país, com pacientes de regiões com menos recursos indo para grandes centros urbanos mais estruturados. É digno de nota que os mesmos críticos do turismo de saúde internacional tem estimulado o turismo de saúde regional, sem perceber que a atividade é a mesma, por desconhecerem como esse segmento funciona.

Se houver alguma chance de cura, de alívio ou de aumento da expectativa de vida de um paciente, este dispondo de meios e recursos viajará para onde o tratamento estiver. Mas, para que isso ocorra dependerá dessa estrutura tão essencial aos viajantes como transporte, hospedagem e alimentação. Em muitas regiões a hotelaria se especializou com suítes e infraestrutura preparada para receber pacientes oriundos de hospitais, que precisam permanecer no local até receber a alta médica definitiva. Em um mundo sem fronteiras, não seria de esperar algo diferente quando se trata da busca do melhor tratamento possível.

Assim, o médico está envolvido na atividade de turismo de saúde e bem-estar independente de sua vontade, sendo, porém, a razão da existência dessa atividade. Causa estranheza a resistência de muitos profissionais de saúde quanto à atividade que nasceu justamente em virtude do seu trabalho. Provavelmente a falta de informação acurada e a imposição do *esprit de corps* tão presente em algumas profissões, impeça que o argueiro da falta de conhecimento se sobreponha à justa busca pela saúde e vida, algo que nenhuma outra profissão tão nobre poderia oferecer.

Dentro da atividade de saúde e bem-estar muitos pacientes procuram por tratamentos complementares, sejam estéticos, hidroterápicos, fitoterápicos e até mesmo a busca pelo relaxamento físico e mental. Tais tratamentos não substituem o tratamento médico, sendo complementares dentro de uma visão holística resultando na medicina integrativa. Antes cartesiana, a medicina moderna passou a entender que outros fatores biopsicossociais podem afetar ou comprometer o tratamento médico, resultando numa medicina moderna que entende e trata o paciente como um todo.

Essa nova forma de entender e tratar o paciente tem resultado em menor tempo de hospitalização, no surgimento de procedimentos menos invasivos, na desospitalização e na utilização de terapias que estimulam o bem-estar inserindo-as na rotina médica e hospitalar. A utilização de serviços supervisionados por médicos como *spas*, talassos, centros de hidroterapia dentre outros tem ajudado muitos pacientes a aumentar a qualidade de vida durante o seu tratamento. Efeitos colaterais ruins de tratamentos agressivos são amenizados quando associado a terapias complementares que resultam em bem-estar, ou integram o cuidado indo além do consultório ou do hospital.

Estas são as novas facetas das muitas transformações que a sociedade tem presenciado, com o cuidado médico extrapolando o ambiente hospitalar para alcançar espaços antes impensados. Assim como a tecnologia tem impactado nos tratamentos, outros fatores também estão sendo levados em conta ao tratar o paciente como um todo. Cabe aos profissionais da saúde, individualmente ou como corpo entender essas mudanças e se adaptar a elas, evitando lutar contra a evolução da própria área de atuação. Esse é certamente o futuro da medicina e a medicina do futuro.

As muitas facetas da medicina complementar e integrativa.

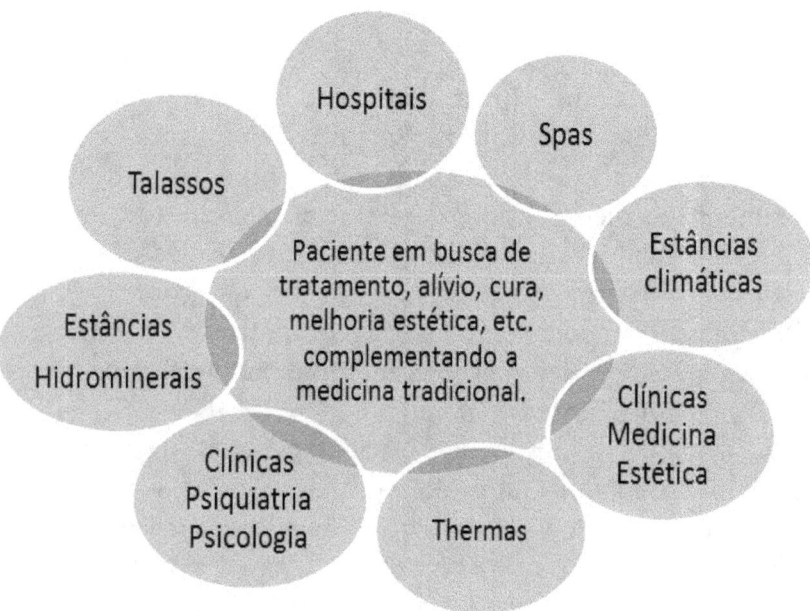

É parte da cura o desejo de ser curado.

Frase atribuída a Sêneca

REFERÊNCIAS BIBLIOGRÁFICAS

Almanaque do Luxo. Veja São Paulo edição especial. Revista Veja ano 43, n. 46. São Paulo: Editora Abril, novembro de 2010.

BOEGER, Marcelo A. Gestão em hotelaria hospitalar. São Paulo: Ed. Atlas, 2003.

BORREGO, C *et al*. A saúde e o ar que respiramos. Fundação Calouste Gulbenkian, Lisboa, 2008.

BUCHALLA, Ana Paula. Doutor, me ouça. Revista Veja, São Paulo, n° 18, ano 37, ed. 1852, pp. 85, 5 de maio, 2004.

Caderno de informação da Saúde Suplementar: beneficiários, operadoras e planos. Ministério da Saúde. Agência Nacional da Saúde Suplementar. Rio de Janeiro, dezembro de 2010.

CARELLI, Gabriela. Entre a vida e a morte. Entrevista. Revista Veja. 10 de agosto, 2011. Páginas 17-21.

CASTELLI, Geraldo. Hospitalidade: na perspectiva da gastronomia e da hotelaria. São Paulo: Saraiva, 2005. Contas satélite de saúde do Brasil: 2005-2007. Série contas nacionais n° 29. IBGE, 2009.

Folha de S. Paulo. Saúde. Maioria dos prontuários médicos é mal preenchida, diz pesquisa. Quarta-feira, 26 de janeiro de 2011, C10.

DANIELOU, Jean & MARROU, Henri. Nova história da igreja. Petrópolis: Vozes, 1966. v. I, pp. 131.

FERNANDES, João. V.; FERNANDES, Filomena M. V. SPAs, centros talasso e termas: turismo de saúde e bem estar. Lisboa: E. Pergaminho, 2008.

FERNANDES, João. V.; FERNANDES, Filomena M. V. Turismo de Saúde e Bem-Estar no Mundo. Ética, Excelência, Segurança e Sustentabilidade. São Paulo, Editora Senac, 2011.

GODOI, Adalto F. Hotelaria Hospitalar e Humanização no Atendimento em Hospitais: pensando e fazendo. São Paulo: Ed. Ícone, 2004.

GODOI, Adalto F. O Turismo de Saúde: uma visão da hospitalidade médica mundial. São Paulo, Ícone Editora, 2009.

GRAHAM-POLE, John *et al*. Restoring lives, restoring selves: The arts and healing. International Journal of Arts Medicine. Volume IV, n° 1.Saint Louis/MI-USA.

Institute of Medicine. To err is human: building a safer health system. Washington (DC): National Press Academy, 1999.

Hsu Chang – CH. Hospitals. Design Media Publishing Limited, 2010, Hong Kong, China.

LEAPE, Lucian *et al*. Preventing Medical Injury. Qual Rev. Bull. 19 (5): 144-149, 1993.

MAGALHÃES, Brito L. F. Segurança Aplicada às Instalações Hospitalares.

São Paulo, Editora Senac, 1998.

Manual internacional de padrões de acreditação hospitalar. Rio de Janeiro: CBA: UERJ, CEPESC, 2003.

MARCUS, Clare C; BARNES, Marni. Gardens in healthcare facilities: uses, therapeutic benefits and design recommendations. The Center for Health Design. CA/USA: Eusey Press, 1995.

MEYER, Philippe. A irresponsabilidade médica. São Paulo: Ed. UNESP, 2002.

MEZOMO, João C. Gestão da qualidade na saúde: princípios básicos. São Paulo: Ed. Metha, 1995.

NAZARETH, Janice C. Poderemos, enfim, novamente morrer em paz! Visão Médica. Hospital Alemão Oswaldo Cruz. Ed. 07, maio, 2011, pp. 29.

O Estado de S. Paulo. Vida. A cada dois dias, um profissional de enfermagem é acusado de erro. Terça-feira, 01 de janeiro de 2011, A24.

O Estado de S. Paulo. Notícias. Contaminação atinge 95% dos jalecos médicos. Quinta-feira, 23 de setembro de 2010.

Padronização da nomenclatura do censo hospitalar. Série A. Normas e Manuais Técnicos. 2ª Ed. revista e atualizada. Ministério da Saúde. Secretaria de Assistência à Saúde. Brasília, 2002.

PITEIRA, C. A qualidade do ar interior em instalações hospitalares. Lidel; Lisboa, 2007.

SANTOS, M; BURSZTYN (ORGS). Saúde e Arquitetura. Caminhos para a Humanização dos Ambientes Hospitalares. Rio de Janeiro, Editora SENAC, 2004.

SILVA,R.C.;VALIENTE,S.C.R.;BORGES,T.F.;LIMA,V.A.B.;REIS,C. Avaliação do potencial de jalecos como fonte e veículo da transmissão de microorganismos na clínica cirúrgica do Hospital das Clinicas da Universidade Federal de Goiás. VI Congresso Panamericano e X Congresso Brasileiro de Controle de Infecção e Epidemiologia Hospitalar. Porto Alegre/RS, 11 a 15 de setembro de 2006.

STERNBERG, Esther M. Healing spaces: the science of place and well-being. Massachusetts: Harvard University Press, 2009.

TARABOULSI, Fadi A. Administração de hotelaria hospitalar. São Paulo: Ed. Atlas, 2003.

The Joint Commission: Advancing Effective Communication, Cultural Competence, and Family-Centered Care: A Roadmap for Hospitals. Oakbrook Terrace, Il: The Joint Commission, 2010.

HAJJAR, Ludhmila A. *et al.* Transfusion Requirements After Cardiac Surgery: The TRACS Randomized Controlled Trial. Journal of the American Medical Association. October 13, 2010, vol. 304, n° 14, pages 1559-1567.

WELCH H. Gilbert et al. Overdiagnosed: Making People Sick in the Pursuit of Health. Boston (Massachussetts): Beacon Press, 2011.

WHITE. S., DILLOW, S. Key concepts and features of the 2003 National Assessment of Adult Literacy. Washington, DC: National Center for Education Statistics, U.S. Department of Education, 2005.

WHO Patient Safety Research. World Health Organisation, 2009.WHO Press, Geneva, Switzerland.

WHO. Guidelines on hand hygiene and health care. First global patient safety challenge. Clean care is safer care. World Health Organization, 2009.

World Wealth Report 2010.Merrill Lynch and Capgemni Financial Services. USA. New York/NY, 2010.

Waste Measurements. US health-care spending. Estimated waste in healthcare spending by Thomson Reuters. The Economist. Jun 17th, 2011.

ZAPPAROLI, Alecsandra, BERGAMO, Giuliana. Eles por Eles. Medicina. Revista Veja SP, 16 de setembro, 2009. Ed. 2130, pp. 32-46.

SOBRE O AUTOR

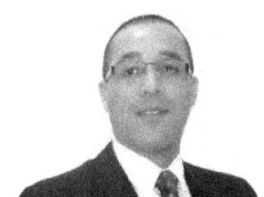

Adalto Felix de Godoi é formado em Gestão (Management) pela Universidade de Londres na Inglaterra (*The London School of Economics*), em Turismo pela Universidade Cruzeiro do Sul, possui MBA Executivo em Gestão Empresarial pela USP – Universidade de São Paulo, é especialista em Gestão de Pessoas pela Universidade Gama Filho e na língua Inglesa pela Universidade do Arizona (EUA). Atua há mais de trinta anos no segmento de saúde, atuou como consultor em saúde para a DeMatteo & Monness (EUA) sendo também professor universitário. É autor de livros e artigos sobre hospitalidade e humanização em hospitais além de palestrante.

www.ingramcontent.com/pod-product-compliance
Lightning Source LLC
Chambersburg PA
CBHW072044280526
45788CB00006B/2172